Collection **marabout service**

W0376684

Afin de vous informer de toutes ses publications, **marabout** édite des catalogues où sont annoncés, régulièrement, les nombreux ouvrages qui vous intéressent. Vous pouvez les obtenir gracieusement auprès de votre libraire habituel.

Dr HERMAN TARNOWER
SAMM SINCLAIR BAKER

Perdez 8 kilos en 14 jours sans jamais les reprendre

« SCARSDALE »
Le régime médical infaillible

MARABOUT

Traduit de l'américain par
Cécile Gédéon Kandalaft
et Jacques de Roussan

Cet ouvrage a été publié sous le titre original de THE COMPLETE SCARSDALE MEDICAL DIET
© Dr Herman Tarnower et Samm Sinclair Baker, 1978
Publié avec l'accord de Bantam Books Inc.
© Éditions internationales Alain Stanké Ltée, 1979

Toute reproduction d'un extrait quelconque de ce livre par quelque procédé que ce soit, et notamment par photocopie ou microfilm est interdite sans autorisation écrite de l'éditeur.

SOMMAIRE

Ce livre est dédié
à la profession médicale des États-Unis
qui a tellement fait pour la santé de l'humanité.

I

Le succès prodigieux d'un régime amaigrissant ignoré jusque-là: le régime alimentaire diététique Scarsdale

Une femme svelte et élégante m'avouait récemment: « Votre régime est tout simplement merveilleux comme le sont ses résultats. » Pour ce qui me concerne, je m'explique la popularité prodigieuse du régime alimentaire diététique (RAD) Scarsdale en deux mots: « Ça marche! »

N'importe quel bon médecin vous dira que ce que vous mangez est important pour votre santé. Pour ma part, il est probable que mon expérience de quarante années de pratique médicale m'ait rendu particulièrement conscient de la nécessité d'un régime alimentaire équilibré puisque, au cours de toutes ces années, j'ai constamment conseillé à mes patients de boire et de manger avec discernement et de s'efforcer de rester minces. J'ai dressé pour eux une liste de ce qu'ils devaient ou ne devaient pas manger pour perdre du poids.

Il y a quelques années, pour gagner du temps, j'ai fait dactylographier et polycopier le résultat de mes réflexions au sujet du régime, et le nombre incalculable de toutes ces feuilles ainsi reproduites, lues et relues, cornées maintes et maintes fois, qui ont traversé ce continent et voyagé dans plusieurs villes d'Europe et du Moyen-Orient, est la preuve de l'efficacité de la cure d'amaigrissement Scarsdale.

Ce n'est que récemment que les médias, après avoir découvert le RAD et pris connaissance de ses résultats, l'ont révélé au grand public. Et les lecteurs du monde entier, mis au courant par les articles publiés dans les journaux et les magazines, ont envoyé des milliers de lettres ou téléphone pour s'enquérir du régime alimentaire diététique Scarsdale du docteur Tarnower. Je me suis même laissé dire qu'aucun régime n'avait jamais été aussi spontanément et unanimement acclamé. Sa réputation d'excellence ne se répandait, au début, que de bouche à oreille; ceux qui en faisaient l'expérience en informaient d'autres; si bien qu'en peu de temps la popularité du régime prit des proportions d'envergure nationale et internationale.

Comment en est-on arrivé à une telle combinaison parfaite d'aliment?

Personne ne peut se réjouir plus que moi de l'extraordinaire succès remporté par le RAD Scarsdale, d'autant plus que je ne suis pas un spécialiste des régimes alimentaires.

Tout au long de ma carrière, j'ai été frappé de l'importance, voire de l'absolue nécessité qu'il y avait à maintenir un poids normal pour garder une bonne santé, surtout chez les patients souffrant de déficience cardiaque.

Mais, à l'instar de mes confrères, j'avais beau répéter à mes patients souffrant d'embonpoint qu'ils devaient maigrir, je n'obtenais aucun résultat de la plupart. Alors, je me faisais insistant: « Il faut absolument que vous maigrissiez. Mettez-vous au régime immédiatement. »

J'obtenais toujours la même réplique: « J'ai tout essayé, docteur Tarnower, mais aucun régime semble me convenir. »

J'ai alors décidé d'aborder le problème de front. Quand, il y a une vingtaine d'années, j'ai fondé le Centre Médical Scarsdale, je me suis efforcé d'établir un régime amaigrissant simple et efficace, qui garderait mes patients minces et alertes pour le reste de leur vie. Si, fondamentalement, il s'agissait d'éliminer chez eux le superflu de graisse, le plus important — sinon le plus difficile — était de les aider à ne jamais le reprendre.

Après avoir étudié maints régimes et noté leurs points forts et leurs points faibles, j'en ai conclu qu'ils étaient soit trop compliqués ou pas assez efficaces, soit trop exigeants, ou encore qu'ils présentaient certaines restrictions qui rebutaient les patients.

J'ai donc mis en œuvre le régime alimentaire diététique Scarsdale avec circonspection, en tenant compte de bien des points obscurs. Ce qui m'a aidé dans sa conception, c'est l'expérience médicale accumulée au cours de mes années de pratique, mon contact étroit avec toutes sortes de patients, et évidemment la logique.

Au cours de ces vingt années, les patients qui perdaient du poids et qui, surtout, restaient minces et alertes grâce au RAD, répandaient la bonne nouvelle autant par leur silhouette qu'en manifestant de vive voix, en toute occasion, le bien-être qu'ils en ressentaient. C'est ainsi qu'on a découvert qu'il se passait quelque chose d'extraordinaire dans le domaine des régimes amaigrissants.

Les professeurs de cours d'éducation physique faisaient connaître le régime à des centaines d'élèves, recommandant à la fois des exercices pour raffermir leurs muscles et le régime alimentaire Scarsdale pour perdre leurs graisses.

Des adeptes de jogging l'adoptèrent aussi. Une infirmière, qui avait rapidement et sans ennui perdu 5 kilos, le fit connaître dans son milieu de travail. Son mari, un policier, perdit 6 kilos et le recommanda à certains de ses camarades du Service de police de la ville de New York qui souffraient d'embonpoint.

Le Club de Beach Point, à Mamaroneck, New York, épingla une note à son tableau d'affichage et en agrafa une autre à ses menus ainsi rédigée: « Si vous suivez le régime Scarsdale, sachez que Beach Point l'a déjà adopté... Si vous ne le suivez pas, eh bien! qu'à cela ne tienne, vous aurez à le suivre bientôt... En effet, chaque déjeuner au Pavillon, chaque dîner servi dans la salle à manger comportera une recette du régime Scarsdale. » Une dame, appelée à faire partie d'un jury, emporta avec elle, pour son déjeuner, une boîte à lunch contenant un repas du régime Scarsdale, et fut ravie de constater que d'autres personnes dans la salle d'audience avaient eu la même idée.

Plusieurs restaurants proposent dans leur menu un plat du régime Scarsdale.

À son insu, on mit une journaliste du *New York Times Magazine* au courant de l'extraordinaire popularité dont jouissait le régime. Dans un article consacré à la beauté, titré « Voici l'heure de se mettre en forme », celle-ci, Alexandra Penney, parla brièvement du régime en citant une anecdote: « Un vice-président de Bloomingdale, qui dînait dans un restaurant dont la spécialité était le poisson apprêté à toutes les sauces, s'enquit du régime vanté par le patron du restaurant lui-même et décida de l'essayer. Il perdit 9 kilos en quatorze jours et déclara qu'il n'avait pas eu faim ni qu'il s'était senti fatigué... »

A peu près au même moment, le *Westchester Magazine* fit paraître un entrefilet annonçant: « Un régime dont tout le monde parle... perdre 9 kilos en quatorze jours n'est pas rare... ceux qui l'ont essayé prétendent que ce régime est le seul avec lequel ils ont pu obtenir des résultats. »

Le *New York Times* emboîta le pas avec un article signé par Georgia Dullea et titré « Si c'est aujourd'hui vendredi, alors on est bons pour le fromage et les épinards. » Un passage de l'article mentionnait: « C'est parmi ceux qui suivent le régime Scarsdale que l'on rencontre les vrais « semeurs » de kilos... C'est le régime Scarsdale, le fameux régime de quatorze jours... C'est grâce à celui-ci qu'on signale des pertes de poids de 9 kilos en deux semaines. Il est rare que ceux qui le suivent aient faim ou se sentent fatigués... Le régime Scarsdale s'impose de plus en plus... On le réclame partout, d'aussi loin que la Californie ou de Mexico. Et maintenant, c'est Londres qui s'en est épris. En fait, partout où l'on va, les mots régime Scarsdale sont sur toutes les lèvres. »

Un article paru dans un des numéros du *Family Circle* rapporte l'enthousiasme d'un adepte: « Voici le régime qui a envahi comme un raz de marée la ville de Scarsdale, N.Y., et qui peut très bien demain balayer aussi le reste du pays. Avec ce régime, vous pouvez perdre jusqu'à 9 kilos en quatorze jours — et sans avoir à souffrir de la faim.

« Voici un régime qui n'est pas accompagné de sa sœur jumelle, la faim; un régime qui ne prête pas à controverse et que ses adeptes refilent à leurs amis, d'un littoral à l'autre. C'est le plus facile à suivre. En huit jours exactement, j'ai perdu 3,5 kilos!

« Quel énorme soulagement de ne pas avoir à calculer des calories toute la journée ou à se préoccuper des quantités ingurgitées!.. On perd du poids sans inconvénient et sans histoire. »

Dans un reportage paru dans le supplément du nouveau journal *Sunday Woman*, et signé Anthony Dias Blue, on l'a surnommé « le régime ultime », d'après un qualicatif dont l'a gratifié une de mes amies qui avait essayé tous les régimes inventés jusqu'à ce jour... Je l'ai trouvée svelte, détendue, heureuse et, surtout, fière de son succès: « J'ai essayé le régime Scarsdale du docteur Tarnower, m'a-t-elle confié, et ç'a marché! J'ai perdu 8 kilos en quatorze jours et le plus formidable, c'est que je ne les reprends pas!

« Les aliments prescrits par ce régime sont savoureux et « nourrissants ». On peut aller au restaurant sans avoir à faire d'écart, comme on peut le suivre facilement à la maison.

« ... A quoi tient la popularité de ce régime? C'est simple: il est efficace! »

Des propos significatifs: ceux des personnes corpulentes

Aussitôt que ces articles et reportages furent publiés, des milliers de lettres et de commentaires affluèrent, provenant de personnes qui avaient perdu du poids grâce au RAD

Scarsdale. Leurs témoignages constituent pour vous, comme pour nous, la preuve tangible que si ce régime a été efficace pour eux, il n'y a aucune raison pour qu'il ne le soit pas aussi pour vous. Et, sans fin, les démonstrations d'enthousiasme et les témoignages chaleureux continuent d'affluer, apportant la preuve que les adeptes du RAD non seulement perdent des kilos, mais qu'ils ne les reprennent pas.

Il faut aussi tenir compte du fait que tous ces témoignages personnels, comme les reportages enthousiastes des médias, sont absolument spontanés et libres. En premier lieu, on ignore l'identité des personnes concernées, à l'exception de mes propres patients, bien entendu. Ces adeptes du RAD viennent de tous les États, y compris l'Alaska et Hawaï, et d'autres pays également. Ces gens ne sont pas des « cas »; je veux dire par là que leur surplus de poids varie de quelques kilos à 22 et plus.

Il faudrait ajouter le grand nombre de patients corpulents que j'ai eus à soigner au cours des années bien antérieures à la vogue de popularité du RAD et dont les dossiers renferment la preuve qu'ils sont restés minces, année après année, grâce au programme que j'ai appelé « Rester mince toute sa vie », lequel peut devenir le vôtre également si vous voulez bien vous donner la peine de lire ce livre jusqu'à la fin.

Voici quelques commentaires caractéristiques des milliers de personnes qui ont suivi le régime; quelques-uns m'ont été faits de vive voix, d'autres ont été recueillis par correspondance.

« Je viens de terminer votre régime de 14 jours et j'ai perdu 6,5 kilos. C'est la première fois que je suis un régime qui me réussit sans que je sois obligée de mourir littéralement de faim. C'est un régime que je juge sain et que j'ai l'intention de suivre jusqu'à ce que mon but, perdre tout l'excès de poids qui m'afflige, soit atteint. »

(Une patiente): « Il y a maintenant trois ans que j'ai suivi votre régime et je suis passée de 69 à 53,5 kilos, la limite que je désirais atteindre. Par la suite, je suis restée mince sans difficulté, en continuant de suivre votre programme « Deux semaines de régime, deux semaines sans régime ». Quant à ma santé, vous savez mieux que quiconque, grâce aux

examens auxquels je me soumets sous votre surveillance, que je me sens mieux que jamais. Mon mari n'arrête pas de me dire toute sa satisfaction d'avoir retrouvé une femme mince, séduisante; mais sa joie n'a d'égale que celle que je ressens quand je contemple ma nouvelle silhouette dans un miroir! »

« Une de mes amies n'arrêtait pas d'exulter à propos du poids qu'elle avait rapidement perdu grâce à votre régime. Je l'écoutais d'une oreille distraite car je n'ai jamais été très portée sur les régimes. Je n'avais jamais été grasse auparavant mais dernièrement j'ai été obligée de changer de style de vie et, avec l'âge, j'ai pris du poids. Je n'avais aucune discipline, quant à mon alimentation, mais toujours de bonnes intentions. Il faut croire qu'elles ne suffisaient pas puisque je n'ai jamais obtenu de bons résultats. Finalement, j'ai suivi votre régime. Ç'a marché! Mille fois merci. »

« Je n'avais pas plus de 4,5 kilos à perdre, et je les ai perdus très vite avec votre régime. Les résultats ont été presque immédiats. J'ai découvert que les combinaisons quotidiennes de nourriture dans vos menus ne tiraillaient pas le moins du monde mon estomac. De plus, je ne souffrais plus de ces fringales qui me tenaillaient pendant la nuit, ce qui a toujours été mon cauchemar. Je vous remercie du temps et de l'effort que vous avez dû consacrer à trouver un régime qui donne des résultats aussi probants et qui, de surcroît, n'entraîne aucun inconvénient. »

(Un patient): « Maintenant que j'ai réussi, depuis plus de deux ans, à maintenir, de manière stable, mon poids à 75 kilos, il m'est difficile de me rappeler que j'étais un homme corpulent qui faisait monter l'aiguille de la balance à plus de 95. Depuis que je me suis débarrassé de l'excès de graisse qui m'écrasait — et que j'ai réussi à ne pas reprendre — je respire avec facilité; ma vigueur et mon endurance me sont revenues, autant au tennis que dans les autres sports que je pratique. Soyez-en assuré, docteur Tarnower, grâce à votre cure, je ne serai plus jamais obèse. »

« Les deux premières semaines durant lesquelles j'ai suivi votre régime, j'ai perdu 6 kilos, m'ecrit une humoriste, et mon grand garçon en a perdu 9. Cela fait au total 15 kilos de graisse en moins dans notre famille. Vous êtes vraiment le responsable de cette avalanche de graisse non désirée que nous semons dans notre quartier. Nous sommes tous les deux absolument ravis des effets de votre cure. »

Ce n'est pas une simple mode

La plupart des gens entendent parler d'un régime par ouï-dire ou lisent quelque chose à ce sujet, et finissent par l'essayer. Ce n'est pas toujours sage. Bien des cures ont connu une certaine vogue, et parmi elles un bon nombre étaient pernicieuses. Il faut être sur ses gardes. Mais le régime Scarsdale, qui a fait ses preuves, aussi bien du point de vue de la protection de votre santé que de son efficacité, sur un grand nombre de patients — et ce depuis une vingtaine d'années — n'a pas à être classé dans la catégorie des régimes dits « à la mode ».

Cette cure est une thérapeutique reconnue, une cure dont le caractère, d'abord sélectif, est devenu soudainement public. L'accueil enthousiaste que lui ont réservé le public et les médias m'a encouragé à écrire ce livre, non seulement parce que ce régime peut être utile à un grand nombre, mais aussi parce que je pense que les versions qu'on en a fait jusqu'à présent ont à peine effleuré les aspects du programme d'amaigrissement pour toute une vie. Je suis heureux de l'occasion qui m'est offerte pour partager avec vous les implications profondes, vitales et durables de ce régime.

Il est évidemment toujours plus sage que votre médecin approuve et surveille votre cure, et c'est le conseil que je vous donne, même si vous êtes en bonne santé. Votre médecin en sait bien davantage sur vous que l'étranger que je suis qui écris un livre à Scarsdale, New York, à des milliers de kilomètres. Toutefois, je crois par expérience que toute personne en bonne santé peut suivre le RAD Scardale sans ennui.

À la fin des quatorze jours du RAD, un tableau indiquant la courbe individuelle de votre perte de poids vous rappellera à quel rythme vous avez perdu vos kilos. Je vous indiquerai au chapitre IV comment le préparer.

II

Les préparations culinaires du régime alimentaire diététique Scarsdale

Que faut-il à une cure d'amaigrissement pour qu'elle soit efficace?

Il lui faut être basée sur le bon sens et faire preuve de beaucoup de perspicacité au sujet de la nature humaine. Certains individus tenaces et inébranlables dans leur volonté peuvent peut-être maigrir tout seuls, mais vous et moi avons besoin d'un peu d'aide et de sympathie pour venir à bout de nos excès de graisse, car un régime est absolument inutile si on ne le poursuit pas jusqu'au bout.

Une bonne cure doit comporter des aliments relativement savoureux et, surtout, présentant aucun risque pour la santé. Elle doit également démontrer son utilité par des résultats tangibles en une période de temps raisonnablement courte. De plus, il faut qu'elle permette d'adopter sans trop d'inconvénient un mode de vie et de bonnes habitudes alimentaires, de sorte que les kilos perdus ne soient jamais repris.

Voici, accompagnées d'explications, les six qualités que je considère essentielles au succès d'un régime.

1. UNE ALIMENTATION ÉQUILIBRÉE ET SAINE

Notre corps a besoin de substances nutritives de base: protéines, hydrates de carbone, graisses, minéraux, vitamines et eau. Vous ne souffrirez pas de déficience en vitamines et en minéraux en deux semaines, même si vous suiviez une cure d'amaigrissement de famine. Or le RAD Scarsdale vous fournit en abondance des substances nutritives, dont les trois principales sont les protéines, les hydrates de carbone et les graisses; toutes sont accompagnées de calories, détail que nous sommes quelquefois portés à oublier.

La ration alimentaire moyenne pour une personne représente environ 10 à 15 pour cent de protéines, entre 40 et 45 pour cent de graisses et 40 à 50 pour cent d'hydrates de carbone. Nous savons, heureusement, que nous pouvons faire varier plus ou moins ces pourcentages et continuer de suivre une cure efficace. Le régime Scarsdale offre un apport nutritif de 1,000 calories par jour; 43 pour cent de protéines; 22,5 pour cent de graisses, et 34,5 pour cent d'hydrates de carbone. (Voir le diagramme comparatif à la fin de ce chapitre.)

2. UNE PERTE DE POIDS RAPIDE

Nous vivons au siècle de la vitesse et nous sommes portés à exiger des résultats immédiats. Ce n'est pas être réaliste que de s'imaginer qu'une personne suivra une cure, mois après mois, alors que des résultats concrets ne sont pas obtenus rapidement. Ceux qui suivent le RAD Scarsdale peuvent perdre en moyenne un demi-kilo par jour; beaucoup déclarent même avoir perdu 9 kilos ou plus en deux semaines.

Autre encouragement à ne pas négliger: la cure est

limitée à quatorze jours à la fois. On n'est pas démoralisé par la perspective de se priver durant de longs mois, ce qui pourrait nous sembler une éternité de frustrations. On est encouragé par le fait que, dans cinq, neuf ou quatorze jours au maximum (selon le nombre de kilos que l'on veut perdre), on pourra suivre le programme « Mangez et restez mince », qui offre une plus grande variété d'aliments.

On peut alors se payer un « festin » ou même un cocktail, si on en a envie. Ces satisfactions anticipées ne semblent pas trop éloignées quand la période d'attente maximum n'est que de quatorze jours.

3. DES ALIMENTS APPÉTISSANTS, SAVOUREUX ET VARIÉS

Il est absolument ridicule de croire que les gens, à la longue, vont changer leurs habitudes alimentaires si on ne leur propose pas en échange une solution acceptable. Deux semaines passées à se nourrir de rien d'autre que de bananes ou de fromage blanc frais ou en grains n'est pas seulement déprimant, mais est aussi loin d'être le moyen de développer des habitudes alimentaires normales, indispensables pour maintenir quelqu'un à un poids convenable.

Le plus grand défi présenté par le régime lors de son élaboration a justement été pour moi de combiner un choix d'aliments savoureux, colorés (la manière dont la nourriture est présentée à la vue est très importante), qui comblent d'aise à la fois l'œil et l'estomac. Lorsque vous aurez lu tout le livre et que vous aurez découvert toutes les recettes culinaires qui ont été choisies minutieusement, je suis certain que vous réaliserez que le défi a été relevé.

4. DES RECETTES SIMPLES ET FACILES, À LA PORTÉE DE TOUS

Ce qui revient souvent dans la bouche de mes patients qui ont suivi le régime avec succès se résume à ceci: « C'est si simple! Il n'y a aucune contrainte pour le suivre. » Justement, l'importance de cet élément de simplicité est une chose sur laquelle je n'insisterai jamais assez.

Plus vous vous faites du souci à propos de ce que vous mangez, plus vous y pensez pendant que vous suivez une cure, et plus l'effort à fournir vous semblera insurmontable. Vous verrez, dans ce livre que les décisions importantes ont déjà été prises à votre place et que vous pouvez vous consacrer uniquement à perdre du poids sans avoir à constamment vous demander: « Qu'est-ce que je pourrais bien manger pour mon petit déjeuner ou mon dîner? »

Avec ce régime, il n'est pas nécessaire que vous comptiez chaque calorie avalée ou que vous pesiez chaque portion. Pas plus que nous n'avez à vous demander avec anxiété ce que vous pouvez vous permettre en guise de collation entre les repas; car c'est simple, vous pouvez manger des carottes et du céleri, rien d'autre.

Les aliments qui vous sont permis, jour après jour, sont énumérés dans les menus quotidiens. Au chapitre IV, vous remarquerez, par exemple, que vous pouvez vous régaler « d'une belle portion de steak » et de « salade de fruits à profusion », tant que vous ne surchargerez pas votre estomac.

5. UN CHANGEMENT D'HABITUDE S'AMORCE

Toute cure qui vous permet de maigrir rapidement mais ne vous indique pas comment ne pas reprendre tout aussi rapidement les kilos perdus devrait vous faire réaliser jusqu'à quel point il est important que vous changiez vos habitudes alimentaires, non pas momentanément mais pour le reste de votre vie. Avec le RAD, vous apprendrez à mieux manger, à moins manger, à améliorer votre sens du goût en découvrant de nouvelles saveurs. Manger à la fois avec plaisir et discernement n'est pas du tout une tâche impossible.

Vous n'en êtes peut-être pas tout à fait conscient, et peut-être aussi n'est-il pas nécessaire que vous le soyez pendant que vous suivez le RAD Scarsdale, mais les éléments qui en font partie sont susceptibles de modifier graduellement vos habitudes alimentaires. On donne à cette méthode très simple, quoique subtile, le nom de « modification du comportement ». Comme me l'écrivait un couple: « Nous sommes en train d'apprendre, sans effort, comment nous plier à de bonnes habitudes alimentaires, rien qu'en pratiquant pendant deux semaines le régime alimentaire diététique Scarsdale. »

Il s'agit, au fond, d'apprendre par la pratique, sans hâte ni contrainte, sans avoir à suivre des indications compliquées. Vous vous contentez de suivre avec précision les consignes alimentaires. Vous n'êtes pas dérouté, troublé, ni irrité devant un étalage de choix impossibles à faire. Vous vous bornez simplement à manger chaque jour ce qui vous est indiqué, en découvrant qu'il est beaucoup plus facile que vous ne le pensiez d'éviter les nourritures riches en hydrates de carbone et en calories.

Suivre les instructions du régime telles qu'elles vous sont conseillées entraîne une discipline qui peut être le point de départ d'habitudes alimentaires saines qui vous garderont alerte pour le reste de votre vie.

6. UN RÉGIME PRATIQUE QU'ON PEUT SUIVRE PARTOUT

Un de mes patients m'a avoué: « Après avoir suivi votre cure durant une semaine, je me suis rendu dans un hôtel de villégiature pour des vacances. Je n'ai eu aucune difficulté à me faire servir les aliments que je voulais, et j'ai continué à perdre du poids. »

Ce dont vous avez besoin pour rester en forme

Le corps est le reflet de ce qu'il ingurgite. Les insuffisances alimentaires les plus évidentes, et probablement les plus communes, résultent d'un sérieux déséquilibre en calories: trop de celles-ci ou pas assez. Les insuffisances chroniques en matière alimentaire sont la cause de la malnutrition partout dans le monde. Mais il faut souligner que la

« malnutrition » n'implique pas seulement une ration alimentaire inadéquate ou une mauvaise assimilation de la nourriture, mais aussi une ration à la fois mal équilibrée et mal assimilée.

On peut trouver des gens mal nourris aussi bien dans une riche banlieue que dans certains pays du tiers monde. Dans la plupart des cas, engloutir des aliments dont on n'a aucun besoin résulte à un dérèglement physiologique.

En tant que cardiologue, je crois pouvoir vous assurer que chaque kilo en trop contribue à augmenter l'incidence des maladies cardiovasculaires. Par contre, la perte de kilos superflus diminue le risque de celles-ci. Un excès de graisse entraîne des effets nocifs sur votre tension artérielle et accroît le taux de cholestérol dans votre sang.

En ma qualité d'interniste, je sais qu'un trop grand nombre de kilos peut sévèrement aggraver le diabète, l'ostéoarthrite, les maladies de la vésicule biliaire et bien d'autres encore, même sans en être la cause directe.

Une étude en cours, entreprise sous les auspices de la Navy's Center for Prisoners of War Studies (Centre d'études de la Marine sur les prisonniers de guerre), à San Diego, a permis de découvrir que le régime pauvre en matières grasses animales et lactées des pilotes de la Marine, prisonniers pendant la guerre du Vietnam, a contribué, contre toute attente, à les tenir en forme.

Un autre groupe, sélectionné parmi d'autres pilotes de la Marine, qu'on a comparé au groupe d'ex-prisonniers, d'après l'âge, le statut matrimonial, le rang, la scolarité, etc., a révélé une plus grande incidence des maladies cardiovasculaires. D'une manière générale, la santé de ces pilotes était moins bonne que celle des anciens prisonniers. Chez ces derniers, la privation d'alcool, l'absorption d'aliments moins riches que ceux que l'Américain moyen a l'habitude de manger ont sans doute contribué à obtenir ces résultats étonnants. Mais, avant qu'on s'y méprenne, je m'empresse d'ajouter que ce n'est pas du tout la formule que j'ai choisie pour vous faire perdre du poids! Toutefois, si on veut y prêter quelque attention, cette cure forcée révèle tout de même une indication significative.

Quel devrait être votre poids?

Examinez un moment le tableau suivant. Nous en discuterons plus en détail dans les pages suivantes.

Tableau du poids normal
(basé sur la taille; sans vêtement)

Taille (en mètres)	Poids (en kilos) Femmes	Poids (en kilos) Hommes
1,47	41-45	43-48
1,49	42-46	45-49
1,52	43-48	46-50
1,55	44-49	48-53
1,57	46-50	50-56
1,60	48-54	52-58
1,62	50-56	55-60
1,65	51-57	57-63
1,67	53-59	59-65
1,70	55-61	60-67
1,72	57-63	62-69
1,75	59-65	65-72
1,77	61-68	67-74
1,80	64-70	69-76
1,83	65-72	70-78
1,86		74-81
1,88		76-83
1,91		77-85
1,93		78-88
1,96		81-90
1,98		84-93

Le tableau ci-dessus illustre le poids correspondant à une taille donnée, norme établie après de nombreuses études médicales et à la suite de celles entreprises par des compagnies d'assurance-vie et basée sur des personnes qui ont vécu jusqu'à un âge très avancé. Les chiffres mentionnés ne sont pas présentés comme reflétant le poids idéal ou parfait, mais les statistiques prouvent que dans ces chiffres existent un fond de sagesse et un guide pour ceux qui désirent prolonger leur existence et la rendre aussi heureuse que possible.

Si vous consommez plus de calories (unités d'énergie) que votre âge, votre taille et votre mode de vie n'en ont besoin, vous les gardez en réserve et les transformez en graisse. Si vous consommez moins de calories qu'il est nécessaire, alors vous perdez cette graisse en la brûlant pour en retirer la source d'énergie dont votre corps a besoin quand il n'a plus de calories en réserve.

Étant donné que nous devons tenir compte d'un grand nombre de données, telles que l'âge, le sexe, l'ossature, le climat, la profession, pour définir le besoin de chacun en matière de calories, il se peut que votre poids ne corresponde pas à l'une des indications du tableau, mais il vous faudra les étudier en relation avec votre propre cas.

Il est certainement juste pour certains diététiciens de déclarer que l'incidence de la cure est trop personnelle, trop différente quant à ses effets d'un individu à un autre, pour que tout le monde puisse suivre la même sans réserve. Il est évident que, si quelqu'un est malade ou souffre sérieusement d'embonpoint, un médecin doit alors adapter le régime à son état. Mais il n'en demeure pas moins que la majorité des gens corpulents n'auront jamais l'opportunité de voir une cure individuelle mise à leur disposition dont chaque donnée serait adaptée à leur cas.

Pour soutenir son métabolisme, y compris les fonctions physiologiques du cœur et des poumons, et assurer le maintien de sa température, le corps a besoin d'un certain nombre de calories. En plus de puiser dans celles-ci pour ces fonctions essentielles, le corps en a également besoin pour chacune des activités que vous lui imposez. Si celles-ci se limitent à vous garder assis, le besoin de votre corps en calories est minime. Si vous pratiquez la nage de fond, vos besoins en calories sont tout à fait différents.

Si votre activité principale se limite à rester assis, je vous recommande de la troquer immédiatement contre une autre, car un corps mince et sain est le produit de tout un mode de vie qui joint à une bonne nourriture une vie active.

Quand vous déterminerez votre poids idéal, si ce poids est différent de celui que votre docteur recommande, il serait sage de suivre son avis. L'obésité peut s'installer chez vous d'une façon si imperceptible que vous ne vous en apercevrez qu'une fois le mal fait. Et pourtant, rien ne peut être plus pernicieux pour votre santé que l'obésité. Pesez-vous régulièrement chaque jour dès votre lever.

De quels aliments avez-vous besoin pour être bien portant?

J'ai préféré énumérer les besoins alimentaires du corps sous leur forme la plus élémentaire. D'autres livres sérieux et très instructifs ont déjà été écrits au sujet de la nutrition, alors que de nouveaux sont constamment édités, à mesure que les experts en diététique percent davantage les mystères biochimiques de notre corps. Les buts de ce livre se limitent à vous faire connaître ce que chacun de ces éléments contient d'essentiel pour vous, les services qu'il vous rend et lesquels, parmi les aliments permis par le régime alimentaire diététique Scarsdale, contiennent les éléments suivants, nécessaires à la fois à votre santé et à la réussite de la cure.

LES PROTÉINES

Les protéines fournissent les acides aminés indispensables à la production des enzymes, des anticorps et des cellules qui favorisent la croissance, le maintien et la réparation des tissus. Le corps a besoin d'enzymes pour la mise en œuvre de ses échanges biochimiques, permettant, par exemple, aux anticorps de combattre les infections et les maladies.

Dans le régime Scarsdale, on trouve les protéines dans le poisson, la viande, la volaille, le pain protéiné et le fromage.

LES HYDRATES DE CARBONE

Les hydrates de carbone sont avant tout une source d'énergie. Le corps préfère brûler des hydrates de carbone et garder ou « économiser » les protéines pour permettre à celles-ci d'accomplir leur fonction de remplacement des tissus. Les hydrates de carbone complexes, tels que les fruits, les légumes et les grains entiers, fournissent également les protéines qui favorisent l'élimination des matières. (Les hydrates de carbone complexes ne sont pas les mêmes que les hydrates de carbone simples contenus dans le sucre et les amidons.)

Dans le RAD Scarsdale, on trouve les hydrates de carbone dans le pain protéiné, les fruits et les légumes qui vous sont recommandés.

LES GRAISSES

Les graisses constituent une source concentrée d'énergie. Elles sont une protection pour divers organes vitaux et aident à maintenir la température normale du corps. Ce sont les corps gras qui rendent la nourriture plus agréable au palais, mais une consommation excessive de ceux-ci entraîne une augmentation de poids, responsable de bien des maux.

Dans le RAD Scarsdale, la viande, les œufs, le fromage, la volaille et les noix procurent les matières grasses dont nous avons besoin.

LES VITAMINES ET LES MINÉRAUX

Dans le régime alimentaire Scarsdale, les vitamines et les minéraux dont nous avons tous besoin se trouvent dans les aliments suivants:

Vitamine A — légumes feuillus, fromage, œufs
Vitamine D — poisson
Vitamine E — légumes feuillus, noix, œufs
Vitamine K — légumes verts
Vitamine C — fruits et légumes, particulièrement dans les pamplemousses qui vous sont prescrits

LES VITAMINES B

Vitamine B1 — graines, viandes, volaille, poisson, légumes
Vitamine B2 — fromage, œufs, viandes, légumes feuillus
Niacine — volaille, viandes, poisson, légumes feuillus

Pyridoxine (B_6) — viandes
Acide pantothénique — viandes, poisson, œufs, légumes
Vitamine B_{12} — viandes, poisson, œufs, fromage
Acide folique — viandes, fruits, œufs
Biotine — viandes, œufs, légumes, noix
Fer — viandes, volaille, fruits de mer, œufs, noix, légumes verts feuillus
Calcium — fromage, fromage blanc frais, en grains, saumon, fruits de mer, brocoli
Phosphore — viandes, volaille, poisson, fromage, noix
Iodine — fruits de mer, poissons de mer
Cuivre — viandes, fruits de mer, noix
Magnésium — viandes, noix
Potassium — fruits, légumes, viandes, poisson
Zinc — légumes feuillus verts, fruits, viandes, légumes.

COMPOSITION EN PROTÉINES, GRAISSES ET HYDRATES DE CARBONE DU RAD SCARSDALE

Le diagramme ci-après démontre que, par rapport à la moyenne de consommation américaine type*, celle du RAD:

- En *protéines* a plus que triplé; elle est passé de 10 à 15 pour cent à 43 pour cent;
- En *corps gras* a diminué de presque la moitié, réduite de 40 à 45 pour cent à 22.5 pour cent;
- En *hydrates de carbone* est considérablement moindre; elle est tombée de 40 à 45 pour cent à 34.5 pour cent.

* Harrison, *Principles of Internal Medicine* 8e éd. New York, McGraw-Hill, 1977 p. 438.

Pourcentages des calories puisées dans les protéines, les graisses et les hydrates de carbone

	Régime américain-type (base quotidienne)	Régime Scarsdale (base quotidienne)
Protéines	20-25%	43%
Hydrates de carbone	40-45%	34.5%
Graisses	40-45%	22.5%

(Axe vertical : Pourcentage quotidien de la consommation totale en calories — 0- 10- 20- 30- 40- 50- 60- 70- 80- 90- 100-)

Dans le RAD Scarsdale, cet équilibre entre les divers éléments (protéines, graisses, hydrates de carbone *[P-G-HC]*) a été soigneusement étudié et composé pour être le plus efficace possible. L'équilibre en est modifié quand vous passez du RAD à une plus grande variété d'aliments dans le programme « Mangez et restez mince ».

Pour accélérer le processus d'amaigrissement, j'ai considérablement diminué la consommation de corps gras pendant la cure, de sorte que le corps soit obligé d'extraire ceux-ci des parties du corps qui en sont pourvues surabondamment chez les personnes corpulentes.

Si vous souffrez d'embonpoint, je vous recommande de vous mettre immédiatement au régime Scarsdale, très pauvre en matières grasses (avec l'accord de votre medecin et sous sa surveillance constante). Poursuivez ensuite avec le programme « Mangez et restez mince », pour enfin adopter le plan de régime alimentaire Scarsdale qu'il vous faudra suivre pour le restant de vos jours.

III

Le mystère de la chimie dans les régimes alimentaires

Je ne sais pas si c'est à cause de la réaction d'un certain nombre de personnes à la psychose des aliments de piètre qualité, mais il me semble percevoir, parmi mes patients en tout cas, un regain d'intérêt marqué pour la nutrition et les aliments. Il ne leur suffit plus d'avoir une silhouette élancée et de se sentir bien physiquement, mieux qu'ils ne l'ont été depuis des années; encore veulent-ils savoir comment s'est opérée cette transformation.

Un patient m'a avoué récemment: « Je suis persuade que votre cure est efficace. J'ai perdu, grâce à elle, 5,5 kilos en quatorze jours, et je me sens bien depuis. Mais comment agit-elle? Pourquoi me semble-t-elle moins fastidieuse à suivre que les autres cures que j'ai déjà essayées? »

Une partie de l'intérêt témoigné vient d'une saine curiosité vis-à-vis de notre corps autant que de la volonté de perdre du poids. Une explication, même sommaire, du processus métabolique pourrait donc non seulement être intéressante pour la plupart, mais aussi utile.

Du métabolisme et du rôle prépondérant des cétones

Les processus grâce auxquels nos aliments sont métabolisés ne sont pas encore parfaitement connus, même par les hommes de science, à cause de leur complexité. Toutefois, pour se donner une idée, une description élémentaire du processus peut tout de même présenter un intérêt pour les adeptes sérieux du régime.

Personne ne peut prétendre réussir des miracles au sujet des cures d'amaigrissement grâce à une alchimie magique, mais une combinaison soigneusement étudiée d'aliments peut accélérer le processus de la résorption des graisses dans le corps. Le RAD présente justement cette combinaison alimentaire et, avec l'accélération du métabolisme des graisses, permet de perdre un demi-kilo ou plus par jour en moyenne.

Une bonne fonction du métabolisme et l'efficacité assurée du rôle des cétones sont deux facteurs essentiels dans la recherche d'une perte pondérale.

Il arrive parfois, et particulièrement lorsqu'on suit à la lettre les exigences de la cure, que le corps brûle plus de graisses qu'il ne le fait ordinairement. Quand cela se produit, votre corps fabrique alors un excédent de cétones.

On parle parfois des cétones comme des résidus de graisses partiellement brûlés (ou métabolisés). Si vous n'absorbez pas suffisamment de graisses ou d'hydrates de carbone pour suffire à vos dépenses en calories, votre corps prélève la graisse qu'il a emmagasinée dans les tissus adipeux pour subvenir à ses besoins en matière d'énergie. Mais votre corps est incapable d'épuiser complètement toute la graisse qu'il essaie de métaboliser dans vos cellules; on donne aux résidus de ce processus — c'est-à-dire la graisse partiellement brûlée, ou « cendres » — le nom de cétones. Si vous en produisez, c'est le signe que votre corps est en train de brûler la graisse à un rythme intense; la transformation des graisses est donc assurée. Et c'est là justement ce que nous désirons: la mise en œuvre d'énergie au moyen de calories par l'utilisation de la graisse emmagasinée. L'élimination des excédents de graisse amassés dans certaines parties du corps est partie intégrante d'un processus d'amaigrissement efficace. Votre corps devient alors une machine à brûler les graisses indésirables.

Une des propriété des cétones réside dans le fait qu'elles ont une action d'anorexie (manque d'appétit), ce qui, en facilitant l'amaigrissement, rend la cure moins fastidieuse à suivre et supprime le besoin qu'on pourrait ressentir de prendre des pilules pour couper l'appétit. Les cétones sont éliminées par les voies urinaires. Cet effet diurétique est très utile puisqu'il assure le nettoyage des intestins pendant l'accélération du processus de transformation des graisses.

Les aliments permis par le RAD fournissent au corps ce qui s'est révélé une combinaison heureuse des protéines, des graisses et des hydrates de carbone. La combinaison d'aliments que vous permet d'absorber quotidiennement le régime accélère le métabolisme des graisses et la production des cétones, quoique pas à un degré qui serait dangereux pour un adulte en bonne santé.

La gravité d'une kétose provoquée par la cure amaigrissante ne s'est jamais élevée à un degré tel qu'elle aurait pu devenir dangereuse, sauf dans les cas suivants: diabètes sérieux et non contrôlés; dernier trimestre de la grossesse, alcoolisme (le problème soulevé chez les alcooliques est très complique et pas entièrement encore compris).

Chez les alcooliques, la kétose est aggravée par la glucose et l'insuline. De toute manière, comme je n'arrête pas de la répéter, ceux qui souffrent de sérieux troubles physiologiques, particulièrement ceux provoqués par l'alcoolisme et le diabète, ne devraient pas suivre de régime sans l'avis de leur médecin et sans être sous sa surveillance constante.

IV

Le régime infaillible

Le but de ce livre est de faire partager à d'autres ce que j'ai déjà échangé avec mes patients pendant plusieurs années — quelques idées pleines de bon sens à propos d'alimentation, et un certain nombre de régimes simples, qui ont fait leurs prèuves, à l'intention de ceux qui veulent perdre du poids.

N'oubliez pas que le RAD assure des résultats infaillibles si l'on suit les instructions indiquées. Si, malgré une observation rigoureuse de ces instructions, vous ne perdez pas de poids, vérifiez de quelle façon vous vous y conformez et comparez avec les conseils donnés; il y a sûrement une faille quelque part dans la manière dont vous les appliquez. Quels que soient vos échecs antérieurs lors d'autres cures d'amaigrissement, celle-ci vous fera indéniablement maigrir, et ce, sans effort et de manière durable.

Le RAD vous fera perdre en moyenne un demi-kilo par jour, et jusqu'à 9 kilos ou plus en deux semaines. C'est le résultat obtenu aussi bien chez des septuagénaires que chez des adolescents; plus de 90 pour cent de ces patients, une fois débarrassés de leur graisse, ont pu maintenir leur poids.

Tout d'abord, examinons ensemble le programme:

1. LE RÉGIME D'ALIMENTATION DIÉTÉTIQUE SCARSDALE (RAD)

C'est un plan de base destiné à faire perdre du poids à des adultes qui n'ont pas de problèmes de santé ou de restrictions alimentaires spécifiques. Par ailleurs, vous trouverez dans ce livre plusieurs variantes du régime de base, conçues pour répondre à certaines exigences physiologiques, et des suggestions quant aux substitutions possibles. Nul autre régime n'a offert jusqu'ici une telle adaptation individuelle.

Une question préoccupante pour nos patients se résumait ainsi: « Votre régime est parfait pour ceux qui peuvent se payer des côtelettes d'agneau et des tranches de bifteck, mais les autres, comment feront-ils? » C'est ainsi que le régime économique est né.

« Et que ferai-je si j'ai des invités? » etait une autre question embarrassante. En réponse, le régime des gourmets a vu le jour et, dans les mêmes circonstances, le régime végétal, ainsi que le régime international.

« Pourquoi faut-il toujours manger des pamplemousses au petit déjeuner alors qu'ils ne sont pas très bons en éte, et que d'autres fruits de saison sont disponibles? » C'est ainsi que des suggestions saisonnières ont été ajoutées.

En bref, vous trouverez ici des régimes alimentaires qui conviendront aux besoins de ceux qui doivent s'y soumettre. Ils ont été retenus à cause de leur simplicité, de leur caractère pratique et de leur efficacité.

2. LE PROGRAMME « MANGEZ ET RESTEZ MINCE »

Il ne faut pas prolonger plus de deux semaines à la fois un régime de base RAD. Vous pourriez le suivre plus longtemps sans effets secondaires graves, mais je vous recommande quand même d'adopter le programme « Mangez et restez mince » après deux semaines de régime RAD. Ce programme vous offre un choix d'aliments plus variés et un cocktail à l'occasion, si vous en avez envie. Un grand nombre de personnes continuent même de perdre quelques kilos de plus au cours de cette cure.

Si, après deux semaines du programme « Mangez et restez mince », vous avez toujours besoin de perdre quelques kilos, revenez au régime d'alimentation diététique Scarsdale pour deux semaines de plus. En alternant ce programme unique en son genre, « deux semaines de régime — deux semaines sans régime », vous continuerez à perdre du poids sans danger et de manière raisonnable.

Comme on le voit, les semaines de perte rapide de poids sont entrecoupées de périodes de pertes pondérales lentes.

Vous êtes sûr de perdre du poids avec le RAD, même si vos tentatives précédentes ont été vaines

Pour un grand nombre de personnes, les avantages exclusifs du plan combiné « deux semaines de régime — deux semaines sans régime » et de ses éléments particuliers font toute la différence entre leurs échecs précédents et la réussite à portée de la main.

Durant les deux premières semaines du régime d'alimentation diététique Scarsdale, la perte de poids rapide et quelque peu spectaculaire vous enchantera et vous incitera à continuer, particulièrement chaque fois que vous verrez l'aiguille de la balance descendre jour après jour. (Il ne s'agit pas ici de quelques grammes par semaine sans aucune signification.)

De plus, tout en perdant du poids sans souffrir de la faim, vous serez encouragé par la perspective d'une plus grande liberté de choix dans vos aliments à la fin des quatorze jours de régime, et vous vous sentirez débordant d'énergie et de vigueur.

Il est en effet vrai que l'éventualité d'une récompense est un élément essentiel dans la réussite de ce plan. Quant à votre santé, le fait de changer votre mode d'alimentation durant cette alternance de deux semaines prévient les effets secondaires néfastes aussi bien au point de vue physiologique que mental qui pourraient surgir si vous n'arrêtiez pas de maigrir aussi rapidement. Souvenez-vous qu'aucun risque de nuire à votre santé n'est possible avec mon régime alimentaire.

Quand vous aurez atteint le poids désiré, quand vous aurez enfin cette silhouette mince et élancée dont vous rêvez depuis longtemps, il vous faudra alors vous plier à de bonnes habitudes alimentaires qui vous garderont ainsi pour le reste de votre vie. Après le programme « Restez mince », vous serez votre propre guide et libre de goûter aux aliments et aux boissons que vous aimez, mais en suivant toujours les conseils qui vous auront été donnés au cours du régime. Et, surtout, n'oubliez pas le mot d'ordre: modération.

À propos de l'alternance « deux semaines de régime — deux semaines sans régime » de Scarsdale, un de mes patients m'a récemment confié: « Docteur Tarnower, ce programme s'étend sur une vie entière. Il est certain que j'aurai quelques problèmes de santé au cours de ma vie, mais je puis vous assurer que ce ne sera plus celui de l'embonpoint. »

3. LE SIGNAL D'ALARME DES DEUX KILOS EN TROP

Il n'existe pas de rituel plus utile à ajouter à votre programme personnel de mise en forme que celui de la pesée quotidienne. Pour les cardiaques, cette formalité est de la plus haute importance; pour tous les autres, elle est très salutaire. Pesez-vous tous les matins, nu, parce que si vous le faites habillé, vous aurez tendance à admettre que ce kilo de plus marqué sur la balance est dû au port de vos vêtements! Chaque fois que votre balance indique 4 ou 5 kilos de plus que le poids désiré, un retour au régime d'alimentation diététique Scarsdale s'impose jusqu'à ce que vous ayez perdu ces kilos superflus, ce qui devrait se faire en une semaine environ.

Les vacances sont probablement la période la moins bien choisie pour entreprendre un régime. Qui sait quand vous aurez une autre occasion d'essayer cette bouillabaisse à Marseille, ou cette tarte aux rognons à Belfast ou de déguster un homard à la nage à Bruxelles, ou une quenelle de brochet, à Lameloise, Chagny, France?

Bien manger est un art et un plaisir des plus raffinés que nous offre la vie et qui ne devrait pas être ignoré, même des personnes qui doivent surveiller leur tour de taille. Mais je vous avoue que, même au cœur du Kenya, à Bahrein, en Bulgarie ou ailleurs, on m'a toujours vu monter sur les balances des aéroports et enregistrer mentalement mon poids. Un peu plus loin dans ce livre, je vous indiquerai quelques astuces pour reprendre votre poids normal après des vacances.

4. LE TABLEAU DE VOS PESÉES QUOTIDIENNES

Dans le programme de diète qui vous concerne, c'est ici que vous avez à jouer un rôle très personnel. Déterminez d'abord le poids que vous voulez atteindre. Quel doit-être, d'après vous, votre poids idéal? Pour vous aider à bien choisir, consultez la rubrique du chapitre II, « Tableau du poids normal ». Quels poids vous faudra-t-il atteindre pour vous sentir physiquement bien? Préparez un tableau simple, tel que celui que nous vous présentons un peu plus loin, et gardez-le à jour quotidiennement, même après les deux semaines de diète.

Vous pouvez commencer le régime n'importe quel jour de la semaine. Que vous commenciez un lundi ou un mercredi n'a aucune importance; l'essentiel, c'est que vous comptiez ce jour comme étant le premier de votre régime. Si vous commencez un vendredi, par exemple, vous terminerez votre régime un jeudi, quatorze jours plus tard, et vous continuerez avec le programme « Mangez et restez mince », à partir du vendredi qui suit.

Comment effectuer votre pesée quotidienne

Pendant que vous suivez le régime alimentaire diététique Scarsdale, votre première chose à faire le matin est de vous peser pour évaluer les progrès accomplis. Sur cette page et celle qui suit, nous vous donnons trois cas types de notre cure d'amaigrissement:

Mme W. R., 26 ans, 1 m 65. Poids souhaité, 55 kilos.

	1er jour	2e jour	3e jour	4e jour	5e jour	6e jour	7e jour
Première semaine	66	65	64,5	64	63,5	63	62,5
Deuxième semaine	62	61,5	61	60,5	60	59,5	59

PERTE: 7 KILOS

M. E. G., 42 ans, 1 m 77. Poids souhaité, 70 kilos.

	1er jour	2e jour	3e jour	4e jour	5e jour	6e jour	7e jour
Première semaine	92,5	92	91	90	89	88,5	88
Deuxième semaine	87,5	87	86,5	85	84	83,5	83

PERTE: 9,5 KILOS

Remarquez ce tableau typique d'une femme qui a commencé son régime un mardi au lieu d'un lundi. Sur le tableau, au 1er jour elle s'en est tenu à ce qui était spécifié au menu du mardi, en inscrivant son poids du 1er jour ce jour-là, et elle a continué naturellement à partir de là.

Mme P. L., 37 ans, 1 m 62. Poids désiré, 54 kilos.

	1er jour	2e jour	3e jour	4e jour	5e jour	6e jour	7e jour
Première semaine	69	68,5	68	67,5	67,5	67	66,5
Deuxième semaine	66	65,5	64,5	64	63	63	62,5

PERTE: 6,5 KILOS

Vous constaterez que le fait d'inscrire chaque jour vos progrès dans la démarche que vous entreprenez de perdre du poids est une incitation à la persévérance et à la réussite de votre régime alimentaire. Une des adeptes de mon régime m'a dit un jour: « Le fait d'inscrire mon poids chaque matin était devenu une sorte de défi que je m'inposais, comme pour battre un record imaginaire. Je voyais mon poids diminuer presque chaque jour et quelquefois un peu plus un jour qu'un autre. Le tour de taille de mes jupes allait en s'élargissant, ce qui constituait une satisfaction encore plus réconfortante que les chiffres de mon tableau. Maintenant, je suis le programme « Mangez et restez mince »; je n'ai pas repris un seul des kilos perdus. »

À ce point, je désire rappeler à tous ceux qui veulent

entreprendre un régime, quel qu'il soit, qu'il est important que votre médecin surveille les menus qu'on vous recommande et vos progrès. Il en sait davantage sur vous que moi qui écris un livre à Scarsdale, à des milliers de kilomètres, comme je l'ai déjà mentionné.

Et maintenant, il est temps de vous débarrasser de votre excès de poids. Voici le régime. Bon succès!

Les règles de base des régimes Scarsdale

Elles sont simples. Consultez-les chaque fois que vous êtes dans le doute.

1. Mangez exactement ce qui vous est prescrit. Ne recourez à aucun échange d'aliment.
2. Abstenez-vous de toute boisson alcoolisée.
3. Entre les repas, si vous avez faim, ne mangez que des carottes et du céleri, à satiété, si vous le désirez.
4. Les seules boissons permises sont le café ordinaire ou décaféiné; le café noir; le thé; le club soda (avec du citron si désiré); et des sodas diététiques à n'importe quel parfum. Vous pouvez boire aussi souvent que vous le désirez.
5. Préparez toutes vos salades sans huile, mayonnaise ou autre assaisonnement riche en graisse animale ou végétale. N'utilisez que le citron et le vinaigre, la vinaigrette ou l'assaisonnement à la moutarde indiqués au chapitre VIII, ou les autres assaisonnements dont vous trouverez les recettes au chapitre X.
6. Mangez vos légumes apprêtés sans beurre ni margarine ou toute autre matière grasse; vous pouvez leur ajouter du citron.
7. Toutes les viandes doivent être très maigres; supprimez-en tout le gras visible. Retirez la peau et la graisse du poulet et de la dinde.
8. Il n'est pas nécessaire que vous mangiez tous les aliments que comporte notre menu, mais n'échangez

aucun aliment pour un autre. Les combinaisons d'aliments indiquées doivent être respectées.

9. Ne surchargez jamais votre estomac. Quand vous sentez que vous avez suffisamment mangé, même si vous n'avez pas fini votre plât, ARRÊTEZ-VOUS!
10. Ne suivez pas le régime plus de quatorze jours de suite.

Préparez un tableau de quatorze jours pour surveiller votre perte de poids:

	1er jour	2e jour	3e jour	4e jour	5e jour	6e jour	7e jour
Première semaine							
Deuxième semaine							

PERTE: ________ KILOS

Le régime alimentaire diététique Scarsdale en 14 jours

PETIT DÉJEUNER DE TOUS LES JOURS:

½ pamplemousse (si vous n'en trouvez pas, à remplacer par des fruits de saison)
1 tranche de pain protéiné, grillée, sans garniture
Café ou thé (sans sucre, crème ou lait)

LUNDI

DÉJEUNER:

Viandes froides variées au choix (viandes maigres: poulet, dinde, langue, bœuf maigre — consultez la liste)
Tomates tranchées, grillées ou à la casserole
Café ou thé, ou soda diététique.

DÎNER:

Poisson ou fruits de mer
Salade combinée, autant de verdure et de légumes que le cœur vous en dit
1 tranche de pain protéiné, grillée
Pamplemousse; si vous n'en trouvez pas, à remplacer par un fruit de saison
Café ou thé

MARDI

DÉJEUNER:

Salade de fruits combinés; vous pouvez mélanger ensemble tous les fruits que vous avez sous la main.
Café ou thé

DÎNER:

Bifteck haché, grillé (en abondance)
Tomates, laitue, céleri, olives, choux de Bruxelles ou concombre
Café ou thé

MERCREDI

DÉJEUNER:

Salade de thon ou de saumon (retirez-en l'huile), avec un assaisonnement au vinaigre ou au citron
Pamplemousse ou melon, ou un fruit de saison
Café ou thé

DÎNER:

Tranche de rôti d'agneau (après en avoir enlevé toute trace visible de graisse)
Salade de laitue, tomates, concombre, céleri
Café ou thé

JEUDI

DÉJEUNER:

Deux œufs, cuits comme vous le désirez, mais sans aucune matière grasse
Fromage blanc frais, en grains
Zucchini ou haricots verts fins, ou tomates tranchées, en casserole
1 tranche de pain protéiné, grillée
Café ou thé

DÎNER:

Poulet grillé, rôti ou à la broche, à profusion (avant de manger, enlever toute trace de peau ou de gras)
Épinards à profusion, poivrons verts, haricots verts fins
Café ou thé

VENDREDI

DÉJEUNER:

Tranches de fromage
Épinards, à profusion
1 tranche de pain protéiné, grillée
Café ou thé

DÎNER:

Poisson ou fruits de mer
Salade combinée, à volonté, avec autant de légumes frais de votre choix que vous le désirez, y compris, si vous aimez cette combinaison, des légumes cuits, refroidis et taillés en cubes
1 tranche de pain protéiné, grillée
Café ou thé

SAMEDI

DÉJEUNER:
Salade de fruits à volonté
Café ou thé

DÎNER:
Dinde ou poulet rôti
Salade de laitue et de tomates
Pamplemousse ou fruit de saison
Café ou thé

DIMANCHE

DÉJEUNER:
Dinde ou poulet, froid ou chaud
Tomates, carottes, choux cuisinés, brocoli ou chou-fleur
Pamplemousse ou fruit de saison
Café ou thé

DÎNER:
Bifteck grillé, à profusion; enlever toute trace de gras avant de manger. Vous pouvez choisir le morceau que vous désirez: surlonge, châteaubriand, aloyau, etc.
Salade de laitue, concombre, céleri, tomates (tranchées ou en casserole)
Choux de Bruxelles
Café ou thé

DÉJEUNER DE REMPLACEMENT

Si vous en éprouvez l'envie, vous pouvez remplacer n'importe quel déjeuner de n'importe quel jour par le menu suivant:

- ½ tasse de fromage blanc frais, en grains, mélangé avec 1 c. à soupe de crème sure maigre
- Des fruits coupés en tranches, à profusion
- 6 moitiés de noix de Grenoble ou de pacanes, entières ou hachées, et mélangées aux ingrédients ci-dessus, ou saupoudrées sur les fruits.
- Café ou thé, ou soda diététique dans n'importe quel parfum, mais sans sucre.

DEUXIÈME SEMAINE DU RÉGIME

Répétez tous les menus de la première semaine. Ce n'est pas plus compliqué que cela. Si vous avez encore besoin de perdre du poids après quatorze jours de régime, suivez pendant deux semaines le programme « Mangez et restez mince », comme il est expliqué au chapitre VI.

V

Réponses aux questions de ceux qui envisagent de suivre le régime alimentaire diététique Scarsdale

L'application du régime est relativement simple, mais il reste, pour certains, des points sombres que ce chapitre va tenter d'éclaircir.

Q. *J'aimerais perdre 2,5 kilos seulement. Pendant combien de temps dois-je suivre le régime?*

R. Ça dépend des tempéraments. N'oubliez pas que la perte de poids moyenne avec le RAD se situe aux alentours d'un demi-kilo par jour. Vous devriez certainement descendre au poids que vous vous êtes fixé en moins de deux semaines. Pour maigrir plus progressivement, n'oubliez pas qu'il y a aussi le programme MRM (Mangez et restez mince). Trichez seulement quand vous pouvez vraiment vous le permettre.

Q. *Puis-je intervertir le menu du déjeuner avec celui du dîner, et vice versa?*

R. Quand on commence à opérer des changements, le mur se fendille et la faille ira en s'élargissant. N'apportez pas de modifications à votre régime, à moins de circonstances particulières, et seulement si les circonstances l'exigent. Et j'ajouterais même: « si la bonne éducation » vous y oblige. On m'a raconté l'histoire d'une personne qui a contraint son hôtesse à faire dégeler pour elle un bifteck parce que son menu du dimanche indiquait: « bifteck grillé en abondance ». J'ose espérer que ce n'était pas une de mes patientes.

Q. *Puisque le régime accélère la production de cétones, est-il nécessaire de boire beaucoup d'eau pour aider à les éliminer, à travers les voies urinaires?*

R. Boire beaucoup d'eau est, en fait, une bonne habitude. Toutefois, si vous suivez le régime alimentaire diététique Scarsdale, buvez autant que vous le désirez — selon les besoins de votre propre corps. La production modérément plus élevée des cétones n'exige pas que vous buviez une quantité spécifique d'eau ou d'autres liquides.

Q. *Ce régime est-il sans danger pour tout le monde?*

R. Tous les régimes Scarsdale sont conçus pour faire maigrir des hommes et des femmes qui n'ont pas de problèmes spécifiques de santé; toutefois, répétons-le, toute personne, et plus particulièrement celle qui souffre d'une santé déficiente, ne devrait pas commencer ce régime, ou n'importe quel autre, sans l'avis de son médecin personnel et sans son accord.

Q. *Quand vous indiquez sur le menu qu'il faut manger un bifteck, est-ce que vous tenez à une coupe particulière?*

R. N'importe quelle coupe de bifteck, surlonge, filet, aloyau, bifteck de flanc, est indiquée. Je dirais même que les coupes les moins chères sont fortement recommandées en ce qui concerne les régimes, parce qu'elles sont plus maigres. Le bifteck de ronde, le bifteck de palette, même du bœuf braisé, en casserole, à la mode d'autrefois, conviendraient très bien. Un bon marinage peut rendre très appétissantes des coupes de viande bon marché. Vous trouverez au chapitre IX d'excellentes recettes de marinages. Ce qu'il ne faut jamais oublier, c'est d'enlever toute graisse visible. (Vous constaterez en mangeant des restes de viande, bifteck ou « tranches de viande froide » prélevées sur des pièces rôties, qu'il reste souvent encore des morceaux graisseux qu'il faut supprimer.)

Q. *Faut-il manger les tomates crues et simplement tranchées, ou peut-on les griller ou les cuire en cocotte?*

R. Vous pouvez servir les tomates et tous les autres légumes, tels que les carottes et les céleris, crus ou cuits, à condition de ne pas les apprêter à l'aide de matières grasses. Vous trouverez une excellente et délicieuse recette de tomates, que nous avons appelée tomates grillées suprême, au chapitre VIII dans le régime des gourmets. Vous pourrez l'utiliser chaque fois que des tomates sont au menu. Les tomates fraîches peuvent être assaisonnées d'herbes et de sel.

Q. *Est-il possible de remplacer un aliment par un autre permis par le régime, si on ne peut pas trouver celui qui est indiqué?*

R. Cette question est celle qui revient le plus souvent, sous une forme ou une autre. Même si l'on doit m'accuser de couper les cheveux en quatre, je pense qu'il est important de suivre le régime tel qu'il est prescrit. Votre attitude vis-à-vis du régime est un élément important qui joue pour ou contre le succès de votre cure d'amaigrissement. Si vous vous permettez des changements, vous risquez de perdre les bénéfices du régime.

Évidemment, comme je l'ai déjà mentionné ailleurs dans ce livre, le sens commun rentre en ligne de compte pour le succès du régime Scarsdale. Si donc vous ne pouvez trouver les zucchinis ou les épinards pour ce jour-là, il est tout à fait normal de remplacer l'aliment manquant par un autre prescrit par le régime, et qui lui soit similaire en valeur nutritive. Ainsi, vos « tranches de viandes froides variées » pourraient n'être que des tranches de bœuf froid, si c'est ce que vous avez dans votre réfrigérateur, de l'agneau, ou de la dinde ou n'importe quelle autre combinaison de toutes ces viandes à la fois, à la condition d'en ôter tout le gras.

Ici, un conseil: planifiez votre régime avant de le commencer. Achetez d'avance tout ce qu'il vous faut et que vous pouvez conserver. Procurez-vous d'abord les aliments dont vous avez besoin et commencez ensuite votre régime. Suivre un régime et le réussir est une affaire sérieuse, même s'il ne demande pas de gros sacrifices et qu'il peut être envisagé comme un défi à relever. Ne vous mettez pas à suivre un régime d'une façon impulsive; réfléchissez-y bien d'abord, et si vous vous sentez prêt à le suivre dans toute sa rigueur, alors achetez ce qu'il vous faut. Par contre, débarrassez votre réfrigérateur de crème fraîche, de beurre et autres aliments du même genre; faites disparaître de vos placards toute bouteille d'alcool. Alors seulement, vous serez prêt pour perdre du poids.

Q. *Je suis allergique au pamplemousse et je déteste les zucchinis. Suis-je obligé d'en manger quand même?*

R. Même question que la précédente, mais posée sous une forme différente. Oui, si vous êtes allergique au pamplemousse, ou à n'importe quel autre aliment faisant partie du régime, vous pouvez vous en passer. Mais pour ce qui regarde ce que vous aimez et ce que vous n'aimez pas, c'est autre chose. Évidemment, vous ne suivrez pas la cure longtemps si chaque fois que vous pensez à des zucchinis, à des poivrons verts ou à tout autre aliment qui ne soit pas de votre goût votre cœur se soulève. Rappelez-vous qu'un des buts de cette cure, et certainement son aspect le plus important et le plus profitable, est de modifier vos habitudes alimentaires. S'il vous faut laisser tomber quelques-unes des friandises qui figuraient trop souvent à votre menu, il vous faudra découvrir de nouvelles saveurs que vous aimerez tout autant. Efforcez-vous d'apprécier quelques-uns de ces nouveaux aliments si vous ne les aimez déjà. Les carottes crues, le céleri, les poivrons verts, les zucchinis devraient être préparés dans votre réfrigérateur comme en-cas, non seulement pour vous mais pour toute votre famille. Vos enfants devraient pouvoir les trouver facilement chaque fois qu'ils ont besoin de manger quelque chose entre les repas, au lieu de se gaver de friandises tout justes bonnes à gâter leurs dents.

Q. *Je ne connais pas le pain protéiné. Qu'est-ce au juste?*

R. La description suivante, que j'ai lue dans le *Globe and Mail* de Toronto, Canada, me semble la plus juste: « Le pain protéiné est simplement du pain enrichi de protéines ». Toutes les sortes de pain disponibles sur les tablettes des épiceries devraient indiquer à la fois la teneur et la qualite des protéines qu'elles contiennent: une indication de 20 ou plus signifierait que le pain est une bonne source de protéines; 40 ou plus, une meilleure source, etc. Le pain protéiné (il en existe plusieurs sortes) contient du soya concentré et sa teneur en protéine s'élève à 27,9 comparativement à 12,6 pour le pain blanc ordinaire.

Le pain protéiné, particulièrement bon quand il est grillé, a une délicieuse saveur de noisette. Je vous suggere de le manger par petites bouchées pour le savourer pleinement.

Q. *J'ai du mal à trouver dans mon patelin du pain protéiné; est-ce que je peux le remplacer par une autre sorte de pain?*

R. Si vous n'en trouvez pas, vous pouvez le remplacer par du pain de blé entier (aussi dense que possible) ou du pain de gluten.

Q. *Qu'est-ce que le fromage blanc frais, écrémé?*

R. C'est un fromage qui ressemble beaucoup au fromage de caillé. Vous pouvez les interchanger chaque fois que vous rencontrez l'un des deux au menu du régime d'alimentation diététique Scarsdale.

Q. *Est-ce que le café express italien, le café noir français et autres cafés du genre sont permis?*

R. Oui, vous pouvez savourer toutes les sortes de cafe, à condition de ne pas y ajouter de crème, de lait ou de sucre; mais vous pouvez utiliser des succedanes du sucre. Ne buvez pas de café instantané préparé avec du sucre, du lait en poudre ou de la crème. (Vérifiez-en les ingrédients sur l'étiquette.)

Q. *Le café décaféiné est-il plus indiqué pour un régime que le café ordinaire?*

R. Non, on peut boire les deux — c'est une affaire de goût. Si la caféine ne vous convient pas, buvez du café décaféiné, bien entendu.

Q. *J'aime bien boire le club soda ordinaire en y ajoutant une tranche de citron. Est-ce que le régime le permet?*

R. Oui. C'est une excellente boisson pour étancher la soif.

Q. *Puis-je boire chaque jour autant de soda diététique que je le désire?*

R. Oui, à tous les parfums que vous aimez. Bien entendu, ne vous noyez pas dans les sodas. Vous pouvez les substituer au thé ou au café aux repas de votre choix. Ils constituent également une boisson rafraîchissante entre les repas.

Q. *J'aime manger les choux-fleurs, les radis, les concombres et les navets crus, coupés en lamelles ou en tranches; est-ce que je peux en manger entre les repas, tout comme les carottes et le céleri qui sont prescrits dans le régime?*

R. Pendant les deux premières semaines du régime alimentaire diététique Scarsdale de base, suivez strictement ce qui vous est prescrit au menu. Après deux semaines de ce regime, si vous devez encore perdre du poids, après avoir suivi le programme « Mangez et restez mince », vous pouvez ajouter les aliments mentionnés à n'importe quel autre régime Scarsdale que vous choisirez de suivre.

Q. *Dans le menu de remplacement, pourrais-je avoir six noix ou pacanes complètes au lieu de six moitiés?*

R. Vous vous apercevrez vous-mêmes que six moitiés suffisent amplement; une autre moitié ou deux de plus ne feront pas beaucoup de différence.

Q. *Vaut-il mieux choisir un fromage blanc frais, en grains, pauvre en gras, de préférence au fromage blanc frais, écrémé, quand le régime m'en laisse le choix? Ou puis-je les remplacer tous les deux par le fromage de ferme?*

R. Les fromages blanc frais, en grains ou écrémés, sont tous les deux excellents. Quant au fromage de ferme, il n'est pas autorisé pendant le régime parce que trop riche en matières grasses.

Q. *Quand je commence le régime alimentaire diététique Scarsdale le lundi et fais un repas important le samedi suivant, est-ce que je perds tous les avantages de ma semaine de régime?*

R. Quoique bien compromis, tous les effets de la diète ne seront peut-être pas perdus, mais votre perte de poids peut en être ralentie pour un temps.

Q. *Si, lundi, je mange moins que spécifié sur le menu du régime, est-ce que je peux ajouter au menu du mardi ce que j'ai laissé de côté lundi?*

R. Il vaut mieux ne rien ajouter au menu du jour. Votre but est de perdre du poids et non de faire des trocs. Ne mangez à chaque repas que les quantités qui vous sont indiquées.

Q. *Conseillez-vous des exercices spéciaux ou la pratique d'un sport quelconque pendant le régime?*

R. Je recommande que vous marchiez, si possible, au moins 3,2 kilomètre par jour. Si vous aimez la nage, le golf, le tennis, ou d'autres sports, allez-y. Je vous en dirai davantage à ce sujet plus loin, dans ce livre.

Q. *Pourquoi faut-il que j'arrête le régime après deux semaines? Serait-il dangereux pour moi de le poursuivre?*

R. Le programme complet du RAD Scarsdale a été étudié avec soin en vue de donner le meilleur résultat possible, comme je l'ai expliqué ailleurs dans ce livre. En suivant scrupuleusement les instructions, vous obtiendrez les résultats escomptés.

Q. *Je crains de ne pas avoir suffisamment de gras ou d'hydrates de carbone avec ce régime. Ai-je raison?*

R. Le régime alimentaire diététique Scarsdale est *faible* en gras, *faible* en hydrates de carbone et, par voie de conséquence, *faible* en calories; mais il n'a jamais été spécifié qu'il ne contenait pas de gras, ni d'hydrates de carbone. Une personne en bonne santé reçoit suffisamment d'« hydrates de carbone complexes » dans les fruits et les légumes qui lui sont prescrits pour n'avoir pas à s'inquiéter; et elle brûle son propre excès de graisse pour produire le surplus d'énergie dont elle a besoin pour maigrir.

Q. *Si je me sens mal au cours de la cure, que faut-il que je fasse?*

R. La cure a été soigneusement étudié pour vous fournir tout ce dont votre corps a besoin. Des milliers de personnes qui l'ont essayée ont perdu du poids grâce à elle; la plupart d'entre elles ont décrit comment le RAD leur avait permis de se sentir mieux, et jusqu'à quel point. Toutefois, si vous ne vous sentez pas bien en suivant cette cure, mettez-y fin. Suivez le programme « Mangez et restez mince » un jour ou deux et recommencez le RAD au premier jour. Si vous continuez à ne pas vous sentir en forme, arrêtez la cure tout de suite et rendez-vous chez votre médecin.

Il n'y a absolument rien dans la combinaison de ces aliments simples et nutritifs qui puisse altérer la santé de personnes bien portantes. Mais les allergies à certains aliments sont toujours possibles. Aucun médecin peut prévoir si vous pouvez ou non manger des fraises, du homard, etc.

Q. *J'aime beaucoup boire des thés « épicés » et des thés exotiques en provenance du monde entier — Darjeeling, thé au jasmin, Earl Grey et autres marques de thé. Le régime me le permet-il?*

R. Sûrement! Vous pouvez boire le thé qui vous plaît, chaud ou glacé. N'employez pas les thés instantanés auxquels on a déjà ajouté du sucre; ceux qui sont sucrés avec des succédanés du sucre sont permis.

Q. *À ne manger qu'une tranche de pain par jour, comment pourrai-je garder mon pain protéiné frais?*

R. Rien de plus facile. Gardez votre pain dans le congélateur et ne retirez qu'une tranche à la fois pour la griller. Ainsi, le pain restera frais, que ce soit du pain de gluten, du pain de blé entier, du pain protéiné ou toute autre sorte de pain.

Q. *Si je ne peux pas trouver des pamplemousses frais au magasin, puis-je manger des pamplemousses en conserve ou boire du jus de pamplemousse?*

R. Si des pamplemousses frais, des cantaloups ou autres variétés de melons, ou de fruits de saison restent introuvables, vous pourrez alors manger des tranches de pamplemousse en conserve, sans sucre, ou boire du jus de pamplemousse, sans sucre également. Toutefois, je préfère de beaucoup que vous mangiez des fruits frais entiers ou des pamplemousses frais qui vous fournissent des protéines et procurent plus de satisfaction à votre palais.

Q. *En préparant une salade de fruits, tous les fruits doivent-ils être frais, ou puis-je utiliser des fruits en conserve ou congelés?*

R. Quand des fruits sont spécifiés au menu, il vaudrait mieux qu'ils soient frais. Mais on peut quand même utiliser des fruits en conserve ou congelés, en autant qu'ils ne sont pas conservés dans le sucre ou un autre édulcorant riche en calories. Les succédanés du sucre sont permis.

Q. *Puis-je boire des tisanes telles que la menthe poivrée, le thé rouge du Canada, la tisane de sassafras?*

R. Certainement, à la condition de ne pas les préparer avec du sucre (quel qu'il soit), du miel ou autre édulcorant riche en calories.

Q. *Y a-t-il une variété de pamplemousse recommandé spécialement pour le RAD Scarsdale?*

R. N'importe quel bon pamplemouse savoureux fait l'affaire. Il n'existe pas de « magie » dans une variété plutôt que dans une autre, quoi qu'en disent certains commerçants qui placent des étiquettes dans les supermarchés sur lesquelles on peut lire: « Ce pamplemousse est spécialement indiqué pour le régime Scarsdale ».

Q. *Suis-je obligé de boire du café ou du thé pour bien suivre le régime?*

R. Pas du tout. Buvez de l'eau, du club soda ou des sodas diététiques à tous les parfums désirés.

Q. *Quand la cure permet de manger des olives, est-ce que ce sont des olives vertes ou noires, ou quel autre genre d'olives? Et combien dans un seul repas?*

R. Quand des olives sont spécifiées au menu, vous pouvez en avoir quatre à la fois — vertes ou noires, ou des olives grecques ou italiennes; celles que vous préférez.

Q. *Quand les épinards sont prescrits au menu, faut-il les manger crus?*

R. Pas forcément. Vous pouvez les manger crus ou cuits, assaisonnés à votre goût, mais sans aucune matière grasse dans votre manière de les apprêter; faites de même avec les autres légumes. Pour ce qui me concerne, sur mes épinards, j'ajoute toujours un jus de citron.

Q. *Au dîner du vendredi, puis-je choisir n'importe quels fruits de mer alors que c'est le poisson qui est spécifié au menu?*

R. Oui. Vous pouvez déguster des crevettes, du homard, des pétoncles, du crabe, des huîtres, des palourdes, des moules, etc. Aucun poisson ni fruit de mer ne peut être apprêté ou servi avec du gras, de l'huile, du beurre ou de la margarine. On peut employer de la sauce cocktail, mais juste un soupçon.

Q. *Quand vous spécifiez du « bifteck en abondance », cela signifie-t-il que je peux en manger plus d'un demi-kilo, si je le désire?*

R. Votre ligne de conduite doit être de ne jamais surcharger votre estomac! Si vous y dérogez, vous ne maigrirez pas aussi rapidement.

Q. *Quand vous spécifiez « salade » dans le menu quotidien, est-ce que je peux remplir mon assiette copieusement?*

R. Vous pouvez manger des salades vertes en grande quantité, avec un assaisonnement au citron ou au vinaigre. Mais attention, ne vous servez pas d'assaisonnements riches en calories, de sauces, de salades de pommes de terre, de croûtons, et autres mets du genre que certains restaurants préparent. Et je vous le répète: ne surchargez jamais votre estomac, quelle qu'en soit la raison; c'est une question de santé.

Q. *Quand je mange des « tranches de fromage », puis-je me servir de n'importe quel genre de fromages, y compris certains fromages riches comme le brie?*

R. Si vous perdez rapidement du poids, cette incartade est permise; sinon, choisissez de préférence des fromages faibles en matières grasses.

Q. *Les légumes autorisés au cours de la cure doivent-ils avoir été cultivés de manière organique, ou serait-il préférable de manger des légumes cultivés selon des procédés naturistes?*

R. Ce n'est pas du tout requis; mais si votre préférence va aux derniers, je n'ai aucune restriction.

Q. *Y a-t-il une limite à la taille des morceaux de viandes froides, de rôti d'agneau, de poulet et de dinde qui sont au menu du régime?*

R. Non. Mais assurez-vous de bien supprimer toute trace de gras avant de manger. Et, je ne le dirai jamais assez, servez-vous de votre tête et ne surchargez pas votre estomac.

Q. *Que voulez-vous dire exactement par « viandes froides », sur le menu du lundi, par exemple?*

R. Choisissez votre propre assortiment de viandes froides: poulet, dinde, même poisson froid. Il y a d'autres possibilités telles que le bœuf, le veau, l'agneau, le jambon maigre, mais il faut toujours faire disparaître toute trace de gras avant de manger. Évitez les viandes, telles que le saucisson de Bologne ou le salami, dont la préparation est de nature à aller à l'encontre du but recherché.

Q. *Est-ce que je peux manger mes œufs brouillés dans le beurre, la margarine ou la graisse de bacon?*

R. Non. Étendez sur votre poêle une couche d'enduit végétal qui n'y adhérera pas ou un peu de bouillon de poulet. Aucune matière grasse n'est permise.

Q. *Quand vous indiquez au menu du jour du thon, est-ce que celui-ci doit être conservé dans de l'eau?*

R. Non. Mais si le thon est conservé dans de l'huile, il faut retirer de la boîte le maximum d'huile possible; de même pour le saumon en boîte. Rinsez ensuite les morceaux à l'eau froide, dans une passoire ou un passe-bouillon, agitez pour enlevez l'eau, puis laissez sécher.

Q. *Quand je dois manger du thon ou du saumon, puis-je couper de petits dés de céleri et les mélanger au poisson?*

R. Oui, si vous voulez en relever le goût. Vous pouvez y ajouter aussi des rondelles de carottes, du persil haché et un jus de citron ou de limette. Servez-vous de votre imagination!

Q. *Quand le menu me prescrit des légumes, est-ce qu'il y en a qui ne sont pas autorisés par la cure?*

R. Oui. Ne mangez pas de blé d'Inde, de pois, de pommes de terre, de lentilles et toutes les variétés de haricots, à l'exception des haricots verts et des haricots beurre.

Q. *Est-il important de toujours manger des légumes frais, ou est-ce que je peux aussi manger des légumes en boîte ou congelés?*

R. Vous pouvez aussi bien manger des légumes frais (ils sont meilleurs et plus croustillants) que des légumes en conserve ou des légumes congelés. Vous pouvez les savourer chauds ou froids, cuits ou crus; mais assurez-vous toujours que les légumes en boîte ou congelés ne sont pas conservés dans du sucre, des sauces ou des matières grasses. Avant d'acheter, lisez bien les étiquettes.

Q. *Puis-je mettre des herbes, de l'assaisonnement et des épices sur mes aliments, et un petit peu d'oignon et de persil hachés ou autres ingrédients du même genre?*

R. Certainement.

Q. *Est-ce que je peux saupoudrer mes œufs, mes salades ou mes légumes d'un peu de fromage rapé?*

R. Oui. Mais souvenez-vous que le mot clé est « un peu » Si vous augmentez vos portions avec du fromage, vous ne maigrirez pas vite. Encore une fois, soyez raisonnable; surveillez vos progrès sur la balance chaque matin.

Q. *Puis-je prendre des morceaux de marinade ou des condiments (relish) ainsi que des olives avec mon déjeuner ou mon dîner?*

R. Oui, mais modérément. Limitez-vous à quatre olives, de n'importe quelle variété, quand elles sont petites et à trois quand elles sont grosses.

Q. *Puis-je utiliser du ketchup, de la sauce chili, de la sauce cocktail et de la moutarde sur le poisson, la viande ou avec les autres plats?*

R. Oui. Mais encore une fois n'en utilisez qu'avec modération. Si vous aimez la moutarde qui relève la saveur des aliments, essayez donc les différentes variétés de moutarde sur le marché, comme la moutarde à l'estragon (voir la recette de l'assaisonnement à la moutarde.)

Q. *Puis-je mettre dans mon thé autant de citron que je veux?*

R. Oui. Vous pouvez aussi y ajouter de la menthe ou des feuilles de menthe poivrée, ou une autre herbe, à votre choix.

Q. *Est-il permis de mettre dans mon café ou mon thé un peu de lait ou de crème ou une crème en poudre?*

R. Non, vous ne pouvez utiliser aucun de ces ingrédients; ils contiennent tous beaucoup de calories. D'ailleurs, un grand nombre de personnes qui suivent la cure s'habituent très vite à la riche saveur du bon café noir et du bon thé nature, servis chauds ou froids.

Q. *Je sais que je ne peux pas mettre de sucre dans mon café ou mon thé, mais puis-je les sucrer avec du miel?*

R. Non. Ni miel, ni sucre, ni sirop d'érable, ni mélasse, ni aucun de ces édulcorants — ils sont tous riches en hydrates de carbone. Mais vous pouvez utiliser des succédanés du sucre, sans calories.

Q. *Si j'utilise les ingrédients et les aliments spécifiés pour le repas, puis-je les préparer selon mes propres recettes si je n'y ajoute pas de matières grasses ni d'ingrédients ou d'aliments qui ne sont pas compris dans le menu du jour?*

R. Oui. Mais cherchez à respecter les règles de base du RAD. Prenons un exemple: au déjeuner du dimanche, vous pourriez combiner le poulet et la dinde avec les légumes indiqués et un peu de bouillon instantané (ou votre propre consommé bien dégraissé) pour en faire un délicieux ragoût. Enlevez la peau et le gras des volatiles avant de les apprêter, ainsi que la couche de graisse, si légère soit-elle, à la surface du ragoût, avant de le servir.

Autre exemple: le dîner du mercredi. En été, si vous avez chaud et que vous ayez envie d'une bonne salade, vous pourriez couper des morceaux d'agneau froid et préparer une salade de luxe avec les légumes prescrits pour ce jour-là.

Mettez à profit votre ingéniosité pour agrémenter vos repas; la joie que vous ressentirez de vous voir maigrir n'en sera que plus grande.

Q. *Pendant la cure, alors que je ne peux me permettre une boisson alcoolisée, est-ce qu'il existe une boisson sans alcool que je puisse adopter, surtout dans un bar, au foyer d'un hôtel ou lors d'une invitation?*

R. Oui. Un certain nombre de personnes qui suivent la cure aiment beaucoup une boisson que tout le monde connaît maintenant sous le nom de « Scarsdale Special Highball ». C'est facile à préparer. Il y a seulement du soda (local ou importé), des cubes de glace, une rondelle de citron ou de limette dans un grand verre givré. C'est très sec et rafraîchissant, et ça ressemble, à s'y méprendre, à n'importe quelle boisson alcoolisée, comme le gin ou la vodka mélangés à un tonique. En fait, ce pourrait être le fameux cocktail Gin Rickey, mais sans le gin! Vous pouvez aussi prendre plaisir à boire un soda diététique sur cubes de glace, dans un verre old fashioned ou un verre à whisky ou, encore, un soda diététique au citron ou au ginger ale avec une rondelle de citron ou de limette. On se donne ainsi une contenance de circonstance quand tout le monde autour de soi est en train de siroter son verre.

Q. *Est-il permis de tartiner son pain protéiné d'un peu de gelée ou de confiture faibles en calories ou sans sucre?*

R. Non. Ne mettez rien sur votre tranche de pain protéiné. Je vous propose plutôt de la manger par petites bouchées pour faire durer le plaisir et bien savourer son goût de noisette.

Q. *À mes salades, quand elles sont indiquées au menu, puis-je ajouter un peu de substitut de mayonnaise faible en calories?*

R. Non, ce n'est pas permis; cet ingrédient ne figure pas sur votre liste et vous ne pouvez donc pas l'utiliser.

Q. *Je perds rapidement du poids — 5 kilos au cours de la première semaine de RAD — mais un ami m'a prévenu que je risquais en même temps de perdre mes forces, mon entrain et mon endurance. Pourtant, je me sens parfaitement en forme. Se peut-il qu'il ait raison?*

R. Il a tort si le poids que vous perdez représente une élimination d'un excès de graisse. C'est plus un fardeau qu'une source d'énergie. Conseillez à votre ami d'observer la minceur des meilleurs joueurs professionnels de tennis. Ils sont capables de jouer des parties exténuantes, pendant des heures, parce qu'ils n'ont pas à traîner le fardeau d'un excès de poids.

Au fil des ans, beaucoup de joueuses de tennis, et je pense particulièrement à Billie Jean King et à Martina Navratilova, sans oublier bien sûr des joueurs masculins, n'ont pu atteindre le meilleur de leur forme et de leur adresse qu'après avoir maigri. L'embonpoint constituait pour eux un poids supplémentaire qui freinait leur rapidité et diminuait leur endurance.

Q. *Dans la cure vous ne parlez pas de soupes. Est-ce qu'elles sont à proscrire?*

R. Non. Les soupes à faibles calories, telles que le consommé, la soupe à l'oignon, le bortsch (voir la recette au chapitre du régime des Gourmets), sont excellentes et je vous conseille de les ajouter. Elles n'ont pas été indiquées dans les menus par crainte de les voir compliquer la conception de vos menus.

Q. *Avec des aliments tels que le « bifteck en abondance » aux menus du régime Scarsdale, est-ce que ce n'est pas une cure qui coûte cher?*

R. Non. Surtout pas si vous tenez compte du prix des gâteaux, des biscuits, des crèmes glacées et d'autres friandises et desserts, du beurre, de la margarine, des collations entre les repas, que vous aviez à payer auparavant et que la cure Scarsdale vous fait économiser. Comparez le coût de votre liste d'achats de victuailles habituelles pour des repas riches en gras, en hydrates de carbone, à haute teneur en calories, avec ce que vous dépensez pour la cure, et vous conviendrez que ce n'est pas une cure qui coûte cher.

Pour couper encore davantage vos dépenses, vous pouvez adopter le régime économique que vous trouverez au chapitre IX, pour votre deuxième semaine de régime Scarsdale — et vous y tenir par la suite, si c'est celui que vous préférez.

Q. *D'après vous, quelle est l'habitude la plus déplorable dans la manière de s'alimenter?*

R. Celle d'ingurgiter du pain et du beurre en attendant que le repas soit servi. Regardez autour de vous dans un restaurant et vous comprendrez ce que je veux dire. Êtes-vous aussi gourmand que tous ces gens-là?

Q. *Est-il necessaire, ou recommandez-vous, que l'on vide toutes les assiettes de chaque plat du menu de la cure Scarsdale?*

R. Pas du tout. Ne mangez qu'à votre faim; ne remplacez pas un mets par un autre; ne surchargez pas votre estomac; et n'hésitez jamais à laisser des aliments dans votre assiette. Vous n'êtes pas du tout obligé de manger tout ce qui est indiqué sur le menu du jour, mais ne substituez pas un aliment à un autre.

Q. *J'aime beaucoup faire du pain moi-même, à la maison. Auriez-vous une recette pour le pain protéiné?*

R. Oui. La voici.

PAIN PROTÉINÉ SCARSDALE CUIT À LA MAISON

1 tasse d'eau chaude
1 c. à café de levure sèche (1 c. à soupe = 1 tablette de levure)
1/2 c. à café de sel
1 c. à café de sucre
1/2 c. à café de vinaigre de cidre
3/4 tasse de farine de soya
1/4 tasse de farine de gluten
1 1/4 tasse de farine de blé entier

Petit moule à pain standard

Versez l'eau dans le bol, saupoudrez la levure sèche sur l'eau et laissez fondre (environ 5 minutes). Ajoutez le sel, le sucre, le vinaigre de cidre. Tamisez complètement, puis ajoutez graduellement les farines de soya et de gluten, puis la farine de blé entier.

Mélangez lentement jusqu'à ce que la pâte durcisse et ne colle plus aux parois du bol (vous pouvez utiliser un mélangeur pour cette étape, en suivant le mode d'emploi de l'appareil). Saupoudrez un peu de farine sur une surface plane, puis roulez la pâte dessus. Pétrissez bien la pâte (environ 5 minutes) jusqu'à ce qu'elle devienne lisse et élastique. Enduisez les parois du moule à pain avec un enduit végétal non collant. Donnez à la pâte la forme nécessaire pour remplir le moule et mettez-la à l'intérieur de celui-ci. Recouvrez le tout avec une serviette et rangez dans un endroit chaud pour laisser la pâte lever jusqu'aux bords du moule (environ 2 ou 3 heures). Chauffez le four à 145°C, puis enfournez le pain et laissez-le cuire 1 heure environ, jusqu'à ce qu'il ait une belle couleur brun doré.

Le pain cuit à la maison est plus dense que le pain acheté dans le commerce; pour le griller, coupez-en donc des tranches fines. Gardez au réfrigérateur.

Variez vos menus du programme « Mangez et restez mince »

Notez la grande variété des aliments autorisés dans le programme « Mangez et restez mince ». Les deux semaines que vous consacrerez au régime « Restez mince » vous aideront à vous débarrasser de vos mauvaises habitudes alimentaires, maintiendront votre poids à la normale et seront pour vous le gage d'une vie plus longue, plus saine, plus vigoureuse.

Rien ne vous empêche de vous rendre au restaurant, d'accepter des invitations à dîner; il s'agit seulement de ne pas s'écarter des normes. Si vous voulez du homard, par exemple, demandez du homard grillé au lieu du homard à la Newburg, alourdi de sauce crémeuse, riche en calories.

Au lieu de noyer le homard grillé sous une tonne de beurre, arrosez-le d'un jus de citron — ce qui, d'ailleurs, relèvera la saveur délicate de la chair de ce crustacé.

Faites de même si vous voulez du poulet. Commandez-le bouilli ou grillé ou au barbecue, plutôt qu'à la King, cette recette étant riche en calories. Parcourez le menu et choisissez ce qui est permis par le programme « Restez mince ».

Commandez le poisson grillé, sans huile, sans margarine, sans beurre; il s'agit simplement de spécifier.

Il n'y a aucune raison de se priver de dessert, mais au lieu de demander des sucreries, des crèmes, régalez-vous d'un fruit frais ou d'une compote de fruits au jus naturel. Pas de liquides sirupeux qui détruisent leur riche et exquise saveur.

En vous levant de table, vous vous sentirez léger,

l'estomac libre de ballonnements, parce que vous n'aurez pas trop mangé.

Votre fantaisie devrait être votre seul guide. Par exemple:

- Le fromage blanc frais, en grains, maigre est un aliment qui favorise les facultés créatrices. Utilisez-le dans la cure. Mélangez-le au mixeur avec une petite quantité de lait écrémé et un jus de citron pour en faire une sorte de crème sure qui peut servir de base à une multitude de combinaisons culinaires.
- Couvrez les asperges, les brocoli ou les fruits d'une cuillerée de crème sure.
- Mélangez votre crème sure maison avec de la sauce chili ou du ketchup, de l'oignon grillé ou de la poudre d'ail.
- Ajoutez-y un morceau de piment haché pour en faire un assaisonnement à salade original.
- Du yogourt nature, maigre, peut servir à faire des combinaisons de même nature; ou mélangez-le au mixeur avec du fromage blanc frais, en grains, maigre.
- Essayez de cuisiner avec du fromage blanc frais, en grains, maigre (voir la recette de tarte aux épinards et au fromage Olga, chapitre IX, régime économique). Combinez le fromage blanc frais, en grains, maigre avec les œufs et la chair de crabe, des morceaux de jambon maigre, du poulet, des crevettes, le tout assaisonné au goût, et cuisez au four sous forme de quiche. Parsemez de fromage.
- Mélangez du fromage blanc frais, en grains, maigre avec des palourdes émincées ou de la soupe à l'oignon déshydratée, pour en faire une sauce dans laquelle vous tremperez des légumes coupés en morceaux: carottes, céleri, courges ou navets.
- Pour faire une sauce trempette, émincez des radis, des concombres, des carottes, des oignons, du céleri, et mélangez le tout dans le fromage blanc frais, en grains, assaisonné au goût. Saupoudrez la surface de paprika, ou mélangez pour obtenir une sauce rosée.
- Du bouillon de bœuf ou de poulet instantané relève le goût de plusieurs mets. Avant de passer des champignons

au gril ou de les faire sauter, arrosez-les de bouillon ou de jus de citron. Ce mélange remplace si bien le beurre ou la margarine que vous ne les regretterez pas.

- Mélangez du bouillon instantané à des légumes chauds pour en relever la saveur.
- Un autre ingrédient, qui est très utilisé dans les cures, est la gélatine. Des aspics à la gélatine ajoutent une note d'élégance à la présentation des aliments. Par exemple, pour un dîner composé de dinde ou de poulet, un aspic à la gélatine, enrobant des carottes râpées et une rondelle de citron ou d'orange, fait une très belle décoration. Vous pouvez également enrober dans la gélatine un dessert composé de quartiers d'orange, de mandarine, de grains de raisin, de tranches de banane, etc. Les possibilités sont nombreuses.
- Utilisez les restants de poulet, de dinde ou de viande pour en faire des aspics. Coupez-les en petits dés et combinez-les avec des légumes permis, ou utilisez-les tels quels.
- Une autre délicieuse combinaison est celle des fruits de mer, avec du céleri, des carottes, des radis taillés en cubes, des olives farcies de piments rouges émincés; le tout enrobé dans un aspic à la gélatine.
- Ajoutez du piquant à votre gelée d'aspic en y ajoutant des jus de tomates, de légumes ou de fruits, qui remplaceront avantageusement l'eau.

Faites une sélection des aliments maigres, même parmi ceux qui sont permis. Quand vous vous régalez de fromages, choisissez ceux qui sont partiellement écrémés plutôt que des fromages faits de lait entier. Quelques-uns des meilleurs fromages d'aujourd'hui sont fabriqués de lait écrémé, qu'ils soient d'ici ou importés.

De temps en temps, prenez le temps de relire le chapitre XIV. Cela peut vous aider à choisir les aliments les moins riches en gras et en hydrates de carbone.

Une bonne façon de s'alimenter

Il faut se l'avouer, la plupart des gens corpulents adorent manger. Les obèses sont parfois vraiment gloutons. Peu d'entre nous savons en fait savourer nos aliments.

Le dégustateur de vin peut nous apprendre beaucoup à ce sujet. Voyez-le examiner, admirer ou critiquer la robe et le transparent du vin. Il le respire délicatement pour en apprécier le bouquet. Il n'avale pas d'un trait le vin, il le sirote, en prend un peu entre la langue et le palais, le roule pour en savourer tout l'arôme et le goût.

Comme pour l'épicurien, amateur de nourriture raffinée, le dégustateur de vin respecte ce qu'il goûte. Même le choc des verres se fait selon la tradition, car, paraît-il, ce tintement permet à l'ouïe de participer à la fête du goût et de l'odorat. Le connaisseur consomme rarement plus d'un verre de bon vin à la fois; c'est seulement le vin ordinaire, jamais le vin de qualité, qui se boit au litre.

De la même manière, le mets le plus simple doit être apprécié à sa valeur et traité avec respect. Un œuf brouillé ou un bifteck haché peuvent être esthétiquement beaux et préparés avec une touche d'originalité et d'élégance. Le fumet et le goût de chaque mets en peuvent être appréciés que si chaque bouché est bien mastiquée. Le plaisir que procurent les aliments disparaît dès qu'ils ont franchi le seuil du gosier. Donc, mâchez, mâchez, mâchez.

J'ai observé que la grande majorité des gens obèses ne prennent jamais le temps de mâcher soigneusement leurs aliments. Pendant que vous mangez, essayez de vous représenter quels sont les ingrédients qui ont été utilisés dans la préparation du mets que vous dégustez. N'hésitez pas à vous informer de sa préparation. Votre intérêt ne peut que flatter la personne qui l'a apprêté et l'encourager à se surpasser la prochaine fois.

Accordez-vous du temps pour vos repas. Mastiquez bien votre nourriture et savourez-la pleinement.

Un des gourmets les plus célèbres du monde, que son métier appelait à classer les restaurants d'après la qualité de leurs spécialités et la manière de les apprêter et dont l'autorité est reconnue en matière d'alimentation, à qui on demandait comment il s'arrangeait pour rester aussi mince, répondit: « Je savoure, mais ne mange pas souvent toute la portion qui m'est servie. Quelle que soit l'exquise saveur d'un repas ou d'un plat, je ne mange jamais plus que nécessaire. Si je le faisais, avec tous les restaurants du monde que je visite, il y a belle lurette que je ne serais plus de ce monde. »

Au cours des chapitres suivants, vous découvrirez un grand nombre de recettes pour faire des plats délicieux recommandés dans les régimes alternés Scarsdale. Vous pouvez vous en régaler durant les semaines du programme « Restez mince », et même après que vous soyez parvenu au poids que vous désirez. Ces recettes, pauvres en graisses et en hydrates de carbone, le sont donc en calories.

Voici quelques titres de recettes, histoire de vous faire venir l'eau à la bouche.

- Poulet à la hawaïenne — régime économique, chapitre IX. Une manière délicieuse de préparer le poulet sans y ajouter des matières grasses.
- Homard à la nage — régime des gourmets, chapitre VIII. La recette adaptée d'un mets au homard que j'ai mangé à Bruxelles, à mes yeux la capitale des gourmets dans le monde.
- Poisson froid poché Natalia — régime des Gourmets, chapitre VIII. Très faible en gras, en hydrates de carbone et en calories, mais très riche en protéines. Une saveur subtile.
- Pomme au four Oscar — régime des Gourmets, chapitre VIII. Un dessert très savoureux, bien que sans sucre.
- Ratatouille — régime végétal, chapitre X. Préparée sans gras, délicieuse chaude ou froide, à présenter comme plat principal ou plat d'accompagnement.
- Veau à la napolitaine — régime international, journée italienne, chapitre XI. Une recette pour gourmets que vous servirez fièrement.
- Ne manquez pas non plus les sauces, les marinades et les assaisonnements — pauvres en gras et en hydrates de carbone, pauvres en calories, mais si délicieux.

Après vos deux semaines consacrées au programme « Restez mince », si vous avez encore besoin de perdre quelques kilos, revenez au régime d'alimentation diététique Scarsdale ou à n'importe lequel des autres régimes Scarsdale que vous aurez envie d'adopter, selon vos habitudes et votre goût.

VI

Mangez et restez mince grâce au régime Scarsdale qui stabilise la perte de poids

« Tout le monde mange,
mais peu goûtent les saveurs. »
— *Confucius*

« Mâchez, mâchez, mâchez! »
— *Tarnower*

Ceux qui ont suivi le régime alimentaire diététique Scarsdale et qui ont maigri veulent évidemment savoir quoi faire après ces quatorze jours de régime. Par exemple, ils demandent: « Ma silhouette s'est améliorée et je me sens beaucoup mieux, mais j'ai quand même besoin de perdre encore 7 kilos. Puis-je continuer le RAD Scarsdale deux semaines de plus? »

Non, vous ne pouvez étirer à quatre semaines consécutives les deux semaines de régime alimentaire diététique Scarsdale, pour les raisons que je vous ai déjà données. De plus, il est très important que vous développiez de bonnes habitudes alimentaires; aussi je vous recommande d'adopter, pour deux semaines, le programme de maintien « Mangez et restez mince ».

Ce programme vous est expliqué en détail et les instructions sont simples et faciles à suivre. Respectez-les scrupuleusement et il est plus que probable que vous perdrez encore quelques kilos. En tout cas, vous n'en reprendrez aucun.

Si vous analysez le programme « Mangez et restez mince », vous vous rendrez vite compte qu'il suit les mêmes principes que le régime alimentaire diététique Scarsdale de deux semaines. Ce programme prescrit une alimentation pauvre en gras et en hydrates de carbone, mais avec un éventail plus large d'aliments. Il vous aidera à prendre, à votre corps défendant, de bonnes habitudes alimentaires. Il n'existe aucun doute quant à l'efficacité de cette cure. Des centaines de patients l'ont trouvée infaillible. Pas de calories à calculer, aucun aliment à peser; faites attention seulement de ne pas surcharger votre estomac. Mâchez, mâchez, mâchez et abstenez-vous de tout ce qui est interdit sur la liste des aliments.

Il serait sage de continuer à noter quotidiennement votre poids sur un tableau semblable à celui que vous avez utilisé durant les deux premières semaines du RAD Scarsdale. Ne vous attendez pas à voir se poursuivre la spectaculaire chute de poids que vous aviez enregistrée au cours de vos deux dernières semaines, mais plutôt une chute similaire à celle du tableau qui suit et qui représente un cas-type de perte de poids grâce au programme « Mangez et restez mince ».

Mme K. M., 44 ans, 1 m 67, pesait 69 kilos au début du régime alimentaire diététique Scarsdale. Deux semaines plus tard, elle avait perdu 7 kilos. Elle désirait cependant atteindre 57 kilos. Voici le tableau de sa perte de poids pendant la poursuite du programme « Mangez et restez mince ».

	1er jour	2e jour	3e jour	4e jour	5e jour	6e jour	7e jour
Première semaine	62,5	63	62,5	62	62,5	62	61,5
Deuxième semaine	62	61,5	61	61	61,5	61	60,7

Mme K. M. a perdu 1 kg 800 avec le programme « Mangez et restez mince ».

Instructions du programme « Mangez et restez mince »

Les deux semaines consacrés au RAD Scarsdale vous auront permis non seulement de perdre du poids, mais aussi de modifier votre régime alimentaire sans complication, grâce aux menus prescrits qui sont pauvres en graisses et en hydrates de carbone, et, conséquemment, pauvres en calories.

Si vous êtes comme la plupart des gens qui ont suivi le RAD Scarsdale, vous aurez sans doute développé, sans vous en rendre compte, un certain goût pour une nourriture plus saine, moins riche en calories, en matières grasses et en hydrates de carbone, en même temps qu'une aversion pour les repas trop copieux et les aliments trop sucrés et trop riches en graisses. Ces deux facteurs rendront plus facile et plus agréable la tâche d'observer le programme « Mangez et restez mince ».

La ligne de conduite à suivre est très simple. Ce programme contient un éventail d'aliments beaucoup plus vaste que le premier. Pour vous en convaincre, étudiez la liste des restrictions énumérées ci-après. Ne vous cabrez surtout pas face à la routine que je vous demande de suivre; je peux vous assurer que vous atteindrez votre but facilement, sans aucun danger.

Voici donc en quoi consiste ce régime « Mangez et restez mince ».

LISTE DES RESTRICTIONS

- Pas plus de deux tranches de pain par jour.
- Pas de sucre, mais ses succédanés sont permis.
- Pas de pommes de terre, de spaghetti ou d'aliments semblables à base de semoule.
- Pas de produits laitiers, riches en matières grasses.
- Pas de friandises et de desserts (excepté ceux à la gélatine, sans sucre) et les fruits.
- Réduisez votre consommation d'alcool: à 4,5 cl par jour d'alcool, 13 cl de vin sec ou 23 cl de bière à faibles calories (ne pas boire de la bière ordinaire ou de la bière anglaise [ale]).

LES ALIMENTS DÉFENDUS

Les aliments défendus qui suivent devraient répondre à toutes les questions que vous pourriez vous poser:

1. Pas de sucre; mais vous pouvez utiliser ses succédanés.
2. Pas de crème.
3. Pas de lait entier; buvez du lait écrémé ou du lait à 2% de matières grasses si vous le voulez, mais avec modération.
4. Pas de crème glacée ni de lait glacé; pas de flan congelé, pas de sorbets ou de produits qui contiennent du sucre ou de la crème de lait.
5. Pas de gâteaux, de tartes, de biscuits, de gelées sucrées, de confitures.
6. Pas de bonbons ni de chocolats.
7. Pas de pommes de terre, de riz, de patates sucrées, d'ignames, de fèves de Lima, de fèves au four, de haricots d'Espagne, d'avocats.
8. Pas de spaghetti, de macaroni ou autres produits semblables, de nouilles ou d'aliments à base de semoule.
9. Pas de saucisses, de mortadelle, de salami, etc., ou de viandes grasses.

10. Pas de desserts faits avec du sucre; vous pouvez avoir des desserts à la gélatine, à n'importe quel parfum.
11. Pas d'assaisonnements riches, pas de mayonnaises ou autres condiments du même genre.
12. Pas de beurre, de margarine, d'huile, de lard ou de matières grasses, quelles qu'elles soient; ni pour la cuisson des aliments, ni pour les étendre sur du pain, ni pour en faire des assaisonnements.
13. Pas de beurre d'arachides.
14. Pas plus de deux tranches de pain par jour et, de préférence, du pain protéiné.

Aliments variés autorisés dans le programme « Mangez et restez mince »

Examinez avec soin la liste d'excellents aliments qu'autorise le programme « Mangez et restez mince ». Elle comprend une grande variété d'aliments délicieux, susceptibles de flatter votre palais et de satisfaire votre appétit.

Voici donc une liste d'aliments dont vous pouvez vous régaler:

- Un verre d'alcool (pas sucré) par jour, si désiré: 4,5 cl de liqueurs fortes (scotch, bourbon, rye, whisky canadien, vodka, gin, rhum sec, cognac ou autres brandies) ou 13 cl de vin sec. Pas de cordial doux ou de liqueurs sucrées. Pas de boissons sucrées mélangées. Un martini sec ou un manhattan sec sont permis, mais pas de cocktails doux comme le whisky suret, à l'ancienne. Pas de mélanges avec des sodas sucrés; des sodas diététiques ou des clubs sodas seulement.
- Tous les vins secs rosés, rouges, blancs, ainsi que le champagne et le sherry secs sont permis. Pas de porto, de sauternes doux ou d'autres vins doux. Seule la bière faible en calories est permise.
- Toutes les viandes maigres, servies chaudes ou froides: bœuf, agneau, veau, jambon maigre et porc; toujours enlever toute trace de gras avant de manger.

- Le poulet et la dinde, froids ou chauds, cuisinés selon une variété de recettes, mais jamais frits; toujours supprimer toute trace de graisse avant de manger.
- Toutes sortes de poissons frais ou congelés; mais évitez ceux qui sont mis en boîte dans des sauces riches en calories. Préparez-les selon votre goût, mais sans jamais utiliser le beurre, la margarine, l'huile ou toute autre matière grasse.
- Fruits de mer de toutes sortes: crevettes, pétoncles, homard, huîtres, palourdes, crabe.
- Les œufs (pas plus de trois par semaine) préparés selon votre fantaisie du moment mais sans beurre, margarine, huile ou autres matières grasses. Le choix reste grand: œufs brouillés, omelettes, œufs bouillis, durs, pochés, frits (dans un peu de bouillon de poulet instantané ou un poêlon recouvert d'une couche d'enduit végétal qui n'adhère pas).
- Des fromages — fromage blanc frais, en grains, fromage blanc frais écrémé, fromage américain, cheddar, suisse, camembert; en somme, presque tous les fromages.
- Les soupes, consommés, bouillons, épaissis de légumes, de viande, de poisson, de poulet; mais sans crème ou lait entier, ni gras.
- Les légumes — de généreuses portions de votre choix (consultez le régime végétal Scarsdale, chapitre X).
- Les fruits — pommes, oranges, poires, cerises, prunes, raisins, pamplemousses, melons, pastèques.
- Les jus de fruits et de légumes, mais seulement ceux auxquels on n'a pas ajouté de sucre — jus de pommes, d'oranges, de pamplemousses, etc. Les jus de tomates et de légumes, sans sucre, sont permis.
- Les noix (celles d'acajou et les pacanes sont parmi les favorites) peuvent être mangées, mais avec modération.
- Le pain est permis au programme « Mangez et restez mince », mais il faut vous limiter à deux tranches de pain par jour. Pour varier un peu, vous pouvez avoir de temps en temps une autre sorte de pain: petit pain mollet, par

exemple, à condition de ne pas dépasser deux pains par jour et de ne pas vous servir de petits pains ou de muffins sucrés.

- Des gelées et des confitures sans sucre peuvent être mangées avec modération.
- Les salades, faites de tous les légumes verts dont vous pouvez disposer et dans les quantités que vous voudrez, sont recommandées. Vous pouvez les assaisonner de vinaigrettes à faibles calories (pas plus de 15 calories par cuillerée à soupe) ou avec du citron, du vinaigre et des mélanges sans huile. (Vous trouverez des recettes délicieuses au chapitre VIII, dans le régime Scarsdale des Gourmets: assaisonnement à la vinaigrette, Moutarde sauce Henri, etc.)
- Les boissons, chaudes ou froides, à volonté — café, thé, sodas diététiques, sans sucre. Ne jamais utiliser de sucre, mais ses succédanés sont permis. Si vous le désirez, vous pouvez ajouter à votre thé ou à votre café du lait écrémé ou pauvre en gras.
- Les condiments (ketchup, sauce cocktail, moutarde, raifort, marinades, olives de toutes sortes) sont permis, mais avec modération.
- Les herbes, les assaisonnements, les épices, selon votre goût.

VII

Le programme « Deux semaines de régime — deux semaines sans régime » de Scarsdale ou comment rester mince toute votre vie

Une des principales raisons du succès du RAD Scarsdale tient à son alternance « deux semaines de diète — deux semaines sans diète ». Comme nous l'avons expliqué, tous ces programmes sont singularisés par leur simplicité de conception et de mise en pratique. Voici tout ce que vous avez à faire pour atteindre rapidement et sûrement votre poids normal.

1. Commencez par deux semaines de régime alimentaire diététique Scarsdale.

2. Puis entreprenez deux semaines du programme « Restez mince ».
3. Si vous avez encore besoin de perdre du poids, recommencez le régime alimentaire diététique Scarsdale, ou choisissez un des quatre autres régimes qui vous sont proposés et expliqués en détail dans ce livre.
4. Après deux semaines d'un régime choisi parmi les cinq que Scarsdale vous offre, arrêtez de nouveau et reprenez le programme « Restez mince ».
5. Continuez ainsi en alternant de deux semaines en deux semaines jusqu'à ce que vous ayez atteint votre but.

Cette alternance est une des raisons du succès de l'ensemble du régime alimentaire diététique Scarsdale que des milliers de personnes ont adopté et qui leur a permis de retrouver une silhouette mince et le poids qui leur convenait. Bien de ces personnes avaient engraissé depuis dix, vingt ans, et même plus; un certain nombre d'entre elles avaient vu leur tentative de perdre du poids réduite à zéro dès qu'elles s'étaient arrêtées de suivre la cure, jusqu'à ce qu'elles aient essayé le régime alimentaire diététique Scarsdale.

Le signal d'alarme: deux kilos de trop

Ayez toujours en tête le signal d'alarme des deux kilos de trop. Que votre premier geste, chaque matin, soit de monter nu sur la balance pour établir votre poids. Chaque fois que vous verrez que l'aiguille indique deux kilos de plus que votre poids normal, vous vous remettrez immédiatement au RAD Scarsdale, pour deux semaines entières.

Vous retrouverez votre poids en quelques jours. Si, pour une raison ou une autre (une prolongation de vacances par exemple), vous reprenez un trop grand nombre de kilos, vous n'avez qu'une solution: l'alternance « deux semaines de régime — deux semaines sans régime ».

Histoire d'un cas typique

Voici le témoignage enthousiaste d'une adepte du programme de Scarsdale « Restez mince votre vie durant »:

« L'alternance « deux semaines de régime — deux semaines sans régime » du programme Scarsdale m'a fait perdre 15 kilos. Je n'avais jamais obtenu un tel résultat auparavant. C'est qu'il m'était très difficile de suivre une cure qui semblait devoir durer éternellement.

« Il m'a semblé que les deux semaines de régime d'alimentation diététique Scarsdale étaient faciles, parce que je pouvais m'attendre à un changement de programme deux semaines plus tard. J'étais exaltée à l'idée que dans 14 jours j'aurai perdu 9 kilos.

« Quand j'eus terminé les deux semaines du RAD Scarsdale, je passais au programme « Restez mince »; je me croyais revenue au régime d'une alimentation normale. Je ne me sentais pas du tout frustrée — et j'étais ravie de constater que j'avais encore perdu 1,5 kg. À la fin des deux semaines de ce programme, j'étais prête à recommencer le régime d'alimentation diététique Scarsdale; j'anticipais même ce retour au RAD avec confiance car je voulais perdre les 5,5 kg que j'avais encore en trop.

« De retour au RAD, je touchais enfin à « mon impossible rêve » — j'atteignais un poids normal. Après tant d'années où je m'étais sentie grosse et disgracieuse, rejetant avec tristesse et rage mon aspect physique, j'étais enfin mince, svelte; j'avais la jolie silhouette de mes vingt ans passés.

« Maintenant je sais comment on peut maigrir grâce au programme d'alternance du RAD Scarsdale. Je dirais même que c'est un programme-miracle. Jamais plus on ne dira de moi que je suis grosse, c'est un pari! »

Il n'est pas rare que des gens arrivent à maintenir leur poids pendant des années. Souvenez-vous de toujours vous peser chaque matin et de maintenir à jour votre tableau personnel de reprise ou de perte de poids.

Pour perdre 16,5 kg, par exemple, avec le programme « deux semaines de régime — deux semaines sans régime », les pertes pondérales successives que vous devriez constater pourraient ressembler à celles que les tableaux qui suivent donnent; cela vous amusera de les comparer, vous en retirerez une satisfaction personnelle et votre vie s'en ressentira pour le mieux. Le but: perdre 16,5 kg.

LES DEUX PREMIÈRES SEMAINES
RÉGIME D'ALIMENTATION DIÉTÉTIQUE SCARSDALE

	1er jour	2e jour	3e jour	4e jour	5e jour	6e jour	7e jour
Première semaine	69,5	68,5	68	67,5	67	66	65,5
Deuxième semaine	65,5	64,5	63,5	62,5	61,5	61	60,5

PERTE DE 9 KILOS

LES DEUX SEMAINES SUIVANTES
PROGRAMME « MANGEZ ET RESTEZ MINCE »

	1er jour	2e jour	3e jour	4e jour	5e jour	6e jour	7e jour
Première semaine	60,5	60	60	60,5	60	59,5	60
Deuxième semaine	60,5	60	60	59,5	60	59,5	59

PERTE DE 1,5 KILO

LES DEUX SEMAINES SUIVANTES
RÉGIME D'ALIMENTATION DIÉTÉTIQUE SCARSDALE

	1er jour	2e jour	3e jour	4e jour	5e jour	6e jour	7e jour
Première semaine	59	58,5	57,5	57,5	57	56,5	56
Deuxième semaine	56	55,5	55	54,5	54	54	53,5

PERTE DE 5,5 KILOS

LES DEUX SEMAINES SUIVANTES
PROGRAMME « MANGEZ ET RESTEZ MINCE »

	1er jour	2e jour	3e jour	4e jour	5e jour	6e jour	7e jour
Première semaine	53,5	54	53,5	53	53,5	53,5	54
Deuxième semaine	54	53,5	53,5	54	53,5	53,5	53

LE POIDS DÉSIRÉ S'EST MAINTENU PERTE DE 0,5 KILO

Le diagramme suivant décrit une courbe qui illustre la perte de poids de 16,5 kg d'une manière continue tout au long des huit semaines du programme d'alternance « deux semaines de régime — deux semaines sans régime ».

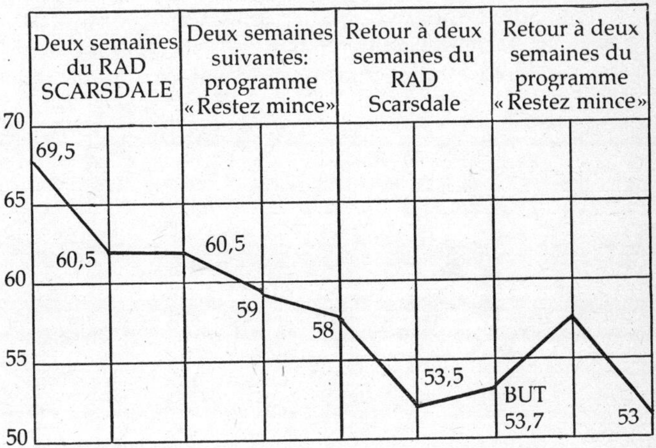

À son retour aux deux semaines du régime médical Scarsdale, cette personne aurait pu choisir un des autres régimes Scarsdale: le régime des gourmets, le régime économique, le régime végétarien ou le régime international; mais elle a préféré revenir au régime médical Scarsdale parce qu'elle l'a trouvé simple et efficace.

Plan de base de votre alimentation pour toute votre vie

Le programme « Mangez et restez mince » devrait devenir votre credo. Comme je l'ai déjà mentionné, je le suis moi-même depuis plusieurs années. Me peser chaque matin est un rituel auquel je me livre tous les jours; il me permet de savoir si je peux me permettre de tricher.

Pour ceux qui veulent se fier au régime d'alimentation diététique Scarsdale dans le plan « Restez mince toute votre vie », nous avons préparé un tableau, intéressant et utile, des calories contenues dans un grand nombre d'aliments, en indiquant leur pourcentage en protéines, en gras et en hydrates de carbone.

Toutefois, le programme très simple d'alternance « deux semaines de régime — deux semaines sans régime » est le seul guide dont vous avez besoin. Il est efficace. Suivez-le! Vous aussi, comme bien d'autres personnes qui lui ont fait confiance, pourrez dire un jour: « Jamais plus je ne serai obèse! »

VIII

Le régime Scarsdale pour gourmets

Cessez d'être des gourmands... devenez des gourmets!

Le régime Scarsdale des gourmets est une version spéciale du RAD conçue pour ceux d'entre vous dont les goûts alimentaires sont variés et qui sont prêts à préparer des menus dont la préparation exige du temps et des efforts.

Ce régime a été spécialement étudié pour faire maigrir le gourmet dont le poids dépasse la normale. En suivant les conseils avec assiduité, même un gourmet peut perdre en moyenne un demi-kilo par jour, c'est-à-dire jusqu'à 9 kilos et davantage en deux semaines de cette cure, dont la composition est parallèle au RAD Scarsdale.

On dit d'un gourmet qu'il est un « connaisseur de bonne chère et de bons vins, en un mot un épicurien ». Surtout ne confondez pas un gourmet avec un gourmand, que le dictionnaire nous décrit comme quelqu'un « qui adore bien manger, généralement sans discernement, et avec excès; en somme, un gloûton ». Le gourmand a tendance à être gras, bedonnant, et il est souvent affligé d'indigestion et d'autres maux similaires.

Le gourmet est doté d'un esprit critique et sélectif; il

peut garder une taille svelte en mangeant modérément et en évitant les aliments trop riches, trop gras, et dont le taux en hydrates de carbone est élevé. Dieu merci, pour bien manger, on n'a pas besoin de ces aliments-là. Les menus tirés des recettes que vous offre le régime pour gourmets de Scarsdale peuvent être présentés avec fierté aux invités au goût le plus raffiné. Je souhaite qu'après chaque jour soumis à ce régime, vous vous sentiez comme ce gourmet qui écrivait:

> « Sereinement nourri
> Je ne peux pas me plaindre
> Le sort ne peut m'atteindre
> J'ai mangé aujourd'hui. »

Vous pouvez, si vous le voulez, passer du régime des gourmets au RAD Scarsdale, mais si vous le faites, disons un mardi, utilisez les repas prescrits au régime de ce jour-là.

Rappelez-vous que la période prescrite et son alternance sont les mêmes pour le régime des Gourmets que pour la cure ordinaire: deux semaines de régime puis deux semaines en suivant le programme « Restez mince ». Si vous voulez maigrir encore, revenez au régime des Gourmets ou au régime alimentaire diététique Scarsdale, pour deux semaines de plus. Continuez à tenir à jour la courbe de votre poids sur un tableau et vérifiez les règles du régime si vous pensez ne pas perdre vos kilos aussi rapidement que vous le devriez.

Les règles d'or des régimes Scarsdale
(On ne vous les répètera jamais assez)

1. Mangez exactement ce qui vous est prescrit. Ne substituez pas un aliment à un autre.
2. Ne buvez aucune boisson alcoolisée.
3. Entre les repas, ne mangez que des carottes et du céleri... autant que vous en voulez.

4. Les seules boissons permises sont le café ordinaire ou décaféiné, noir; le thé; le club soda (avec du citron, si vous en avez envie) et les sodas diététiques à tous les parfums. Vous pouvez en boire aussi souvent que vous le désirez.
5. Préparez toutes vos salades sans huile, mayonnaise ou autres riches assaisonnements. Employez seulement du citron ou du vinaigre, ou l'assaisonnement à la moutarde et au vinaigre que vous trouverez au chapitre VIII, ou les assaisonnements indiqués au chapitre X.
6. Mangez les légumes apprêtés sans beurre ni margarine ou autres matières grasses; vous pouvez leur ajouter du citron.
7. Toutes les viandes doivent être très maigres; enlevez toute trace de gras avant de les manger. Faites la même chose pour la peau et les parties grasses du poulet et de la dinde.
8. Il n'est pas nécessaire de manger tout ce qui est mentionné sur la liste, mais ne substituez pas un aliment à un autre et n'ajoutez rien de votre propre chef.
9. Ne surchargez jamais votre estomac. Quand vous sentez que vous avez suffisamment mangé, ARRÊTEZ-VOUS!
10. Ne suivez pas le régime plus de quatorze jours de suite.

Préparez et tenez à jour ce tableau de la variation quotidienne de votre poids durant les 14 jours de votre régime:

	1er jour	2e jour	3e jour	4e jour	5e jour	6e jour	7e jour
Première semaine							
Deuxième semaine							

PERTE DE ______ KILOS

PETIT DÉJEUNER QUOTIDIEN

1/2 pamplemousse, ou autre fruit*
1 tranche de pain protéiné, grillée
Café ou thé (sans sucre ni lait ou crème; un succédané du sucre est permis)

*Note: Le pamplemousse peut être chaque fois remplacé par les fruits de saison suivants:

1/2 tasse d'ananas frais, coupé en cuges
ou 1/2 mangue
ou 1/2 papaye
ou 1/2 cantaloup
ou une généreuse tranche de melon sucré (honeydew) ou casaba ou autres variétés de melons disponibles.

VOTRE CHOIX: Dans le menu quotidien de votre régime Scarsdale pour gourmets, les recettes marquées d'un astérisque sont présentées à la fin du chapitre de la liste des menus d'une semaine.

Si, un jour, vous préférez ne pas cuisiner une des recettes indiquées au menu des gourmets, vous pouvez simplement remplacer ce menu du déjeuner ou du dîner par le repas correspondant du même jour du régime alimentaire diététique Scarsdale au chapitre IV. Vous pouvez utiliser, par exemple, le déjeuner du lundi du RAD en remplacement du déjeuner du même jour du régime pour gourmets, et ainsi de suite pour les repas de chaque jour.

Les régimes Scarsdale: le déjeuner de remplacement

Si vous le voulez, vous pouvez substituer le déjeuner suivant à n'importe quel déjeuner de n'importe quel jour du régime Scarsdale pour gourmets:

1/2 tasse de fromage blanc frais en crème ou de fromage blanc frais en grains, sur laitue
Des fruits tranchés, autant que vous en voulez, aussi exotiques que vous le désirez

1 c. à soupe de crème sure maigre, pour couronner les fruits
6 moitiés de noix de Grenoble ou de pacanes hachées et mélangées aux fruits ou saupoudrées par-dessus
Café, ou thé, que vous aimez, ou soda diététique.

Les parfums et la saveur naturelle de tous ces aliments font de ce repas un véritable régal de gourmet que vous pouvez vous offrir chaque fois que vous décidez de remplacer un déjeuner par celui-ci. C'est ce que je mange moi-même à midi, presque tous les jours, et savoure pleinement sans jamais m'en laisser.

APRÈS VOTRE PREMIÈRE SEMAINE

Répétez durant une deuxième semaine les menus quotidiens du régime pour gourmets... ou, si vous préférez, vous pouvez leur substituer les menus de la semaine du RAD Scarsdale ou ceux d'un des autres régimes Scarsdale.

LUNDI

DÉJEUNER

*Bortsch Suzanne
*Salade du chef aux épinards, pour gourmets
1 tranche de pain protéiné, grillée
Café ou thé, une petite tasse

DÎNER

*Crevettes grillées à la diable, servies sur
1/4 tasse de riz bouilli
1/2 cœur de laitue, avec
*Sauce vinaigrette

MARDI

DÉJEUNER

Salade de fruits frais, à volonté. Vous pouvez utiliser des pamplemousses, du melon, des oranges, des ananas, des poires, des bleuets, des fraises, des pommes, etc., à votre choix. Saupoudrez le tout avec de la menthe fraîche hachée et un jus de citron, si désiré. Servez sur des feuilles de laitue; vous pouvez y ajouter du cresson.

1 tranche de pain protéiné, grillée

Café ou thé, une petite tasse

DÎNER

Un gros bifteck grillé, maigre — enlevez toute trace de gras. Vous pouvez le griller comme vous l'aimez, bien cuit, à point ou saignant

*Céleri au gratin

½ cœur de laitue décoré de citron et de câpres

Café ou thé, une petite tasse

MERCREDI

DÉJEUNER

*Thon ou saumon, en salade pour gourmets

1 tranche de pain protéiné, grillée

Fraises, framboises ou bleuets, en saison, parfumés à la pelure de citron râpée

Café ou thé, une petite tasse

DÎNER

*Agneau à la provençale

*Tomate grillée suprême

Haricots verts cuits

Concombre, radis

Café ou thé, une petite tasse

JEUDI

DÉJEUNER

*Oeufs et foies de volaille à la paysanne

Tomates, laitue, céleri, olives, choux de Bruxelles ou concombre

1 tranche de pain protéiné, grillée

Café ou thé, une petite tasse

DÎNER

Concombre madrilène

*Poitrine de poulet Herman, au four

*Épinards délices à la Lynne

*Pêche aux framboises

Café ou thé, une petite tasse

VENDREDI

DÉJEUNER

Tranches ou pointes de fromages variés (selon votre goût, fromages locaux ou importés)

*Aubergine à l'italienne

Tomate tranchée et endive belge

Café ou thé, une petite tasse

DÎNER — choix de:

*Poisson froid poché Natalia (bar d'Amérique, rouget ou tout autre poisson) accompagné de

*Moutarde sauce Henri

*Homard à la nage

Légumes froids, taillés en dés (carottes, chou-fleur, céleri, champignons, échalotes, etc.), à volonté

Pomme au four Oscar

Café ou thé, une petite tasse

SAMEDI

DÉJEUNER

*Suprême de fruits
1 tranche de pain protéiné, grillée
Café ou thé, une petite tasse

DÎNER

4 huîtres fraîches
Poulet au four Samm
Tomates, laitue, concombre
*Sauce vinaigrette (voir recettes du lundi)
½ pamplemousse
Café ou thé, une petite tasse

DIMANCHE

DÉJEUNER

Tranches de dinde froide, assaisonnées de moutarde à l'estragon
*Salade à la chinoise
½ pamplemousse grillé, saupoudré de feuilles de menthe hachées
Café ou thé, une petite tasse

DÎNER

Filet mignon grillé
*Zucchini à la turque
Céleri, concombre, radis
Café ou thé, une petite tasse

Recettes du régime Scarsdale pour gourmets

Voici comment préparer les recettes marquées d'un astérisque dans les menus quotidiens du régime Scarsdale pour gourmets.

La plupart de ces recettes ont été conçues pour une seule personne — sauf quand l'ingrédient de base, par exemple une boîte de thon ou de saumon, est trop abondant pour une seule portion.

Puisque les recettes que nous vous donnons font des plats délicieux, dignes de gourmets, vous pouvez en augmenter la quantité pour offrir à des invités.

DÉJEUNER DU LUNDI

BORTSCH SUZANNE

- 1/2 tasse de bouillon de bœuf instantané
- 1/4 tasse de chou blanc tranché en fines lanières
- 1/4 tasse de betteraves (sans sucre) cuites ou en boîtes, taillées en dés
- 1 c. à café d'oignon haché
- Sel et poivre au goût
- Une pincée d'oregano
- 1 c. à café de crème sure maigre

Amenez le bouillon à ébullition, ajoutez le chou blanc. Laissez frémir 15 minutes. Ajoutez les betteraves, l'oignon, le sel et le poivre. Laissez frémir 10 minutes de plus. Retirez du feu et ajoutez l'oregano. Laissez refroidir, et, au moment de servir, couvrez de crème sure, comme une île flottante.

(Pour 1 personne)

SALADE DU CHEF AUX ÉPINARDS, POUR GOURMETS

- 2 tasses ou plus d'épinards frais
- 1/3 tasse de fromages variés, coupés en cubes, tels que le fromage suisse, le gouda, le bleu (en tout 42 g environ)
- 4 champignons frais, en tranches
- 2 tranches fines de jambon bouilli, taillé en dés
- 1 échalote émincée
- 1 tomate tranchée en huit morceaux
- Sel d'ail, au goût
- Poivre au goût
- Sauce au vinaigre ou au citron

Mélangez ensemble tous les ingrédients, sauf la tomate. Avant de servir, ajoutez les morceaux de tomate et l'assaisonnement au citron ou au vinaigre.

(Pour 1 personne)

CREVETTES GRILLÉES À LA DIABLE

5 grosses crevettes (ou 7 larges), épluchées et déveinées
2 c. à soupe de vin blanc sec
1 c. à soupe de moutarde de Dijon
1 gousse d'ail écrasée
1/4 tasse d'oignon coupé en dés
Sel et poivre, au goût
1 petite tomate entière pelée
1/4 tasse de persil haché

Recouvrez le fond d'un poêlon d'une couche d'enduit végétal. Chauffez et ajoutez les crevettes en les faisant sauter de chaque côté 2 minutes environ. Ajoutez le vin, la moutarde, l'ail, l'oignon, l'assaisonnement. Couvrez et laissez cuire à feu moyen 10 minutes. Ajoutez la tomate en l'écrasant avec une fourchette. Mélangez le tout, recouvrez de nouveau et laissez cuire encore 10 minutes. Ajoutez le persil et servez immédiatement.

ASSAISONNEMENT AU VINAIGRE

1/2 tasse de vinaigre de vin rouge
2 c. à café d'oignon haché
2 c. à café de persil haché
2 c. à café de piment haché
1 c. à soupe de légumes marinés, hachés, ou de câpres
1 c. à soupe d'eau
1/4 c. à café de poivre noir fraîchement moulu
Sel et paprika, au goût
1/2 gousse d'ail écrasée (facultatif)

Mélangez tous les ingrédients en les agitant dans un contenant hermétiquement fermé. Cet assaisonnement peut être utilisé sur n'importe quelle sorte de salade verte ou des artichauts, etc.

Gardez au réfrigérateur.

DÎNER DU MARDI

CÉLERI AU GRATIN

1 tasse de céleri coupé en morceaux de 1 pouce
$1/4$ tasse de bouillon de bœuf instantané, dégraissé
1 jaune d'œuf
Sel et poivre, au goût
1 c. à soupe de fromage râpé, tel que le romano ou le parmesan

Faites bouillier le céleri dans l'eau jusqu'à ce que tendre. Passez à l'eau et égouttez complètement. Placez les morceaux dans un plat allant au four. Mélangez avec un fouet le bouillon et le jaune d'œuf. Ajoutez l'assaisonnement. Versez sur le céleri et saupoudrez de fromage. Passez sous le gril jusqu'à ce que légèrement doré.

DÉJEUNER DU MERCREDI

THON OU SAUMON EN SALADE POUR GOURMET

1 boîte de 185 ml de thon ou de saumon, dont vous aurez égoutté toute l'huile, et que vous aurez rincé à l'eau froide courante
2 tranches (ou davantage) de céleri coupées en dés
1 œuf dur, haché
2 c. à café de petites câpres
1 piment taillé en lamelles de $1/2$ pouce, coupé en dés
1 c. à soupe d'oignon râpé (facultatif)
1 c. à soupe de jus de citron (ou plus, au goût)
Sauce Tabasco (au goût)
Cresson ou laitue
Rosettes de radis, concombre en rondelles, pointes de citron

Déposez au fond d'un bol le thon ou le saumon, égoutté, et détachez-le en morceaux avec une fourchette. Ajoutez le céleri, l'œuf dur, les câpres, le piment (l'oignon, s'il y a lieu), le jus de citron et la sauce Tabasco, et mélangez le tout en faisant attention à ne rien écraser. Servez sur un lit de cresson ou de laitue, et garnissez avec des rosettes de radis, des rondelles de concombre et des pointes de citron.

(Pour 2 personnes)

AGNEAU À LA PROVENÇALE

140 gr de gigot de mouton très maigre
1/2 tasse de bouillon de bœuf instantané
1 gousse d'ail écrasé (ou moins, au goût)
1/2 tasse de persil haché et mélangé avec 1 c. à soupe de romarin séché
Sel et poivre, au goût
1 petit piment rouge mariné dans l'eau ou le vinaigre

Chauffez le four à 160°C.

Assurez-vous qu'il ne reste plus de trace de gras sur le gigot. Dans un plat allant au four, mettez 1/4 tasse de bouillon de bœuf instantané. Frottez la viande avec l'ail et les herbes. Saupoudrez de sel et de poivre. Mettez au four 20 ou 30 minutes, selon que vous aimez l'agneau plus ou moins cuit. Versez le restant du bouillon sur la viande, et remettez au four 5 à 10 minutes de plus. Tranchez le piment en très petits morceaux et saupoudrez-en la viande. Servez très chaud.

(Pour 1 personne)

TOMATE GRILLÉE SUPRÊME

1 tomate
Sel et poivre, au goût
1 c. à soupe de persil haché
1/4 c. à café d'estragon
Poudre d'ail, au goût
Ciboulette

Coupez la tomate en deux. Saupoudrez chaque moitié de sel et de poivre et retournez les morceaux à l'envers sur une feuille de papier absorbant, pour les laisser s'égoutter durant une heure. Retournez et saupoudrez du mélange d'herbes, en y ajoutant la poudre d'ail, au goût. Passez sous le gril 7 minutes environ. Saupoudrez de ciboulette hachée avant de servir.

(Pour 1 ou 2 personnes)

DÉJEUNER DU JEUDI

ŒUFS ET FOIES DE VOLAILLE À LA PAYSANNE

2 œufs bien battus
2 c. à soupe de bouillon de poulet dégraissé
2 foies de poulet, auxquels on a enlevé le gras et la membrane
Sel d'oignon, au goût
Poivre de Cayenne (poivre rouge), une pincée

Recouvrez le fond d'un poêlon d'enduit végétal. Faites cuire les foies de poulet dans le bouillon jusqu'à ce que l'intérieur soit rose clair. Retirez-les du feu et hachez-les finement. Ajoutez-les aux œufs et assaisonnez de poivre de Cayenne et de sel. Ajoutez un peu d'enduit végétal au poêlon si le fond est sec, et faites cuire le mélange en remuant avec une spatule en bois jusqu'à consistance désirée.

(Pour 1 personne)

DÎNER DU JEUDI

POITRINES DE POULET HERMAN, AU FOUR

2 poitrines de poulet non désossées (0,70 kilo environ)
1/2 c. à café de sel de céleri
1/2 c. à café d'herbes mélangées
1 tasse de bouillon dégraissé
3 c. à soupe de vin blanc sec
1/2 c. à café d'oignon émincé
1/2 c. à café de persil haché
Paprika

Chauffez le four à 160°C.

Enlevez la peau et toute trace visible de graisse des poitrines de poulet; partagez-les en deux dans le sens de la longueur. Frottez tout le poulet avec le mélange de sel de céleri et d'herbes. Mettez dans un plat allant au four. Combinez ensemble le bouillon, le vin, l'oignon, le persil, une génereuse pincée de paprika, bien mélanger et verser sur le poulet. Couvrez le plat avec du papier d'aluminium et mettez au four 25 minutes. Enlevez le papier d'aluminium, badigeonnez les poitrines avec le jus de poulet et laissez au four, à découvert, pendant encore 15 minutes, jusqu'à ce que le poulet soit tendre à la fourchette. Servez avec son jus.

(Pour 3 ou 4 personnes)

ÉPINARDS DÉLICES À LA LYNNE

1 paquet d'épinards congelés
Bouillon de poulet instantané
1 c. à soupe d'oignon râpé
2 c. à soupe de yogourt maigre
Sel assaisonné

Préparez les épinards congelés en substituant dans la cuisson le bouillon de poulet à l'eau. Égouttez complètement en pressant sur les épinards pour en extraire toute l'eau. Mélangez l'oignon râpé, le yogourt, le sel assaisonné et les épinards. Réchauffez trois minutes et servez. Si vous préférez les épinards en purée aux épinards en branches, hachez les épinards avant de servir.

(Pour 2 personnes)

PÊCHE AUX FRAMBOISES

1 pêche moyenne entière, en saison, ou deux moitiés conservées dans l'eau et bien égouttées
1/2 tasse de framboises, en saison, ou conservées dans l'eau et bien égouttées
1 c. à café d'extrait de vanille
1/2 paquet d'édulcorant artificiel

Si la pêche est fraîche, faites-la bouillir dans l'eau 10 minutes, puis pelez-la. Mettez-la de côte. Mélangez les framboises avec 1/2 paquet d'édulcorant artificiel et d'extrait de vanille et laissez reposer 30 minutes, puis versez sur la pêche. Glacez avant de servir.

(Pour 1 personne)

DÉJEUNER DU VENDREDI

AUBERGINE À L'ITALIENNE

¾ tasse d'aubergine coupée en dés et ébouillantée, bien egouttée
4 gros champignons tranchés
1 c. à soupe d'oignon émincé
Sel et poivre, au goût
1 c. à soupe de persil haché

Recouvrez le fond d'un poêlon d'enduit végétal. Ajoutez une aubergine coupée en dés et retournez les morceaux dans le poêlon avec une spatule de bois jusqu'à ce qu'ils aient une belle couleur dorée. Ajoutez les champignons, l'oignon, le sel et le poivre. Recouvrez et laissez mijoter 15 minutes. Ajoutez le persil et laissez mijoter 5 minutes de plus. Servez tres chaud.

(Pour 1 personne)

DÎNER DU VENDREDI

POISSON FROID POCHE NATALIA

½ kilo de rouget frais préleve au milieu du poisson, ou de bar d'Amérique, ou d'un autre poisson avec une grande arête

Court-bouillon

1 tasse de vinaigre de vin blanc
1 tasse de vin blanc sec
1 branche de céleri coupée en morceaux
1 carotte coupée en rondelles
1 brin de fenouil
2 clous de girofle
3 grains de poivre entiers
1 c. à soupe de sel
1 c. à table d'herbes mélangées sèches

Servez-vous d'un petit pochoir à poisson, ou d'une casserole juste assez grande pour contenir le poisson. Placez une grille au fond. Mettez le poisson dans le pochoir et recouvrez-le d'eau, puis retirez le poisson et laissez-le de côté. La quantité d'eau qui reste dans le pochoir ou la casserole vous indique à quelle hauteur il faudra le ou la remplir de court-bouillon. Jetez l'eau et mettez dans le pochoir tous les ingrédients du court-bouillon, puis ajoutez de l'eau jusqu'à la hauteur indiquée auparavant. Couvrez et laissez bouillir 20 minutes. Entourez le poisson de gaze pour qu'il ne se défasse pas à la cuisson et posez-le sur la grille du fond.

Quand le court-bouillon bout de nouveau, diminuez le feu et laissez mijoter doucement. Le poisson doit être poché 10 minutes pour chaque 2,5 cm de chair, mesurée à son point le plus épais (20 minutes s'il a une épaisseur de 5 cm, et 25 minutes s'il a 6,3 cm, etc.). La chair du poisson doit se séparer aisément quand elle est cuite.

Retirez le poisson soigneusement, laissez-le s'égoutter sur du papier absorbant, enveloppez-le dans du papier transparent ou du papier d'aluminium, et mettez-le à glacer dans le réfrigérateur. Enlevez la gaze, enlevez la peau du poisson, et servez avec de la moutarde sauce Henri.

(Pour 2 personnes)

MOUTARDE SAUCE HENRI

- 1/4 tasse moutarde de Dijon
- 1/3 paquet d'édulcorant artificiel
- 1/8 tasse de vin de vinaigre blanc
- Sel et poivre, au goût
- 1/4 tasse de yogourt nature maigre
- 1/4 tasse de fenouil haché

Mélanger ensemble tous les ingrédients. Le tout doit remplir environ 2/3 de tasse. Mettre dans un contenant hermétiquement clos et garder au réfrigérateur. Se conserve ainsi 2 à 3 semaines. Délicieux servi sur des légumes froids, du poisson ou des fruits de mer.

HOMARDS À LA NAGE

1 tasse de chair de homard cuite
1/2 tasse de bouillon de poulet instantané
1/4 tasse de céleri coupé en dés
1/4 tasse de persil haché mélangé
1 c. à soupe de fenouil frais ou séché
Sel et poivre, au goût
1 jaune d'œuf
1/4 tasse de vin blanc sec
Pincée de poivre de Cayenne

Amenez le bouillon de poulet à ébullition, puis ajoutez le céleri, le mélange de persil et de fenouil, le sel et le poivre. Baissez le feu et laissez mijoter 10 minutes. Ajoutez les morceaux de chair de homard et laissez réchauffer 5 minutes. Mélangez le jaune d'œuf avec le vin, et saupoudrez de poivre de Cayenne, puis jeter, en remuant, sur le mélange très chaud. Servez immédiatement.

POMME AU FOUR OSCAR

1 pomme à cuire moyenne
1/2 tasse d'eau dans laquelle on a fait fondre
1 paquet d'édulcorant artificiel
1/8 c. à café de cannelle en poudre
Pincée de muscade

Chauffez d'abord le four à 170°C.

Enlevez le cœur de la pomme et pelez le fruit en le laissant entier. Posez-le dans un petit plat allant au four et versez dessus de l'eau parfumée aux épices et au succédané du sucre. Faites cuire au four 20 minutes, puis vérifiez si le fruit est assez cuit; il devrait rester assez ferme. Laissez cuire plus longtemps si nécessaire, puis placez sous le gril pendant 2 minutes. Laissez refroidir à la température de la pièce.

(Pour 1 personne)

DÉJEUNER DU SAMEDI

SUPRÊME DE FRUITS

- 1/4 d'ananas frais, tranché dans le sens de la longueur à travers les feuilles (laissez les feuilles sur le fruit)
- 1/3 tasse de mangue (ou de papaye) coupée en cubes ou en tranches
- 1 prune pelée et taillée en petits morceaux
- 1/2 tasse de fraises tranchées
- 1/2 tasse de bleuets (en saison) ou 1/2 poire coupée en dés
- 1/8 tasse de jus d'ananas
- 1 c. à soupe de jus de citron
- Feuilles de menthe fraîche, hachées
- 4 c. à soupe de fromage blanc frais en grains

Videz la chair de l'ananas et gardez l'écorce pour la remplir de fruits. Découpez le cœur du fruit et laissez la moitié de l'ananas pour quelqu'un d'autre. Taillez l'autre moitié en cubes et mélangez avec la chair de la mangue (ou papaye), de la prune, des fraises et des bleuets (ou poire). Déposez les fruits mélangés dans le creux de l'écorce d'ananas et arrosez avec les jus d'ananas et de citron. Couronnez le tout de fromage blanc frais en grains et saupoudrez de feuilles de menthe. Servez glacé.

(Pour 1 personne)

DÎNER DU SAMEDI

POULET AU FOUR SAMM

- 1 a 1,5 kilo de poulet à frire, découpé en huit morceaux, peau enlevée et bien dégraissé
- 2 c. à soupe de bouillon de poulet
- 1/4 c. à café de poivre noir
- 2 brins de persil haché
- 1/4 c. à café d'oregano
- 3/4 c. à soupe de sel d'ail
- 1 oignon moyen en fines rondelles
- 1/2 kilo de champignons frais, tranchés
- 3 c. à soupe d'eau
- 2 c. à soupe d'amandes coupées en fines lamelles

Mettez les morceaux de poulet dans un plat peu profond allant au four, mouillez avec un peu de bouillon et faites brunir rapidement de tous les côtés, à 12 cm de la chaleur du gril, en retournant souvent les morceaux et en arrosant de temps en temps avec le bouillon. Retirez du feu et saupoudrez de poivre, de persil, d'oregano et de sel d'ail. Chauffez le four à 160°C (il faut éteindre le gril). Ajoutez l'oignon, les champignons et l'eau, couvrez et mettez au four jusqu'à ce que le poulet soit tendre et les oignons fondants (environ 3/4 d'heure à 1 heure). Gardez humide pendant la cuisson en ajoutant, s'il le faut, de l'eau ou du bouillon. Parsemez d'amandes en lamelles avant de servir.

(Pour 4 personnes)

DÉJEUNER DU DIMANCHE

SALADE À LA CHINOISE

- 8 à 10 gousses de pois (fraîches ou congelées)
- 6 pointes d'asperges (fraîches ou congelées; si en boîte, les égoutter)
- 1/4 tasse de pousses de bambou (si en boîte, les égoutter)
- 6 marrons d'eau (en boîte) tranchés
- 3/4 tasse de chou chinois coupé en lanières
- 4 champignons tranchés (ou 60 ml en boîte, égouttés)
- 3 c. à café de jus de citron
- 1 c. à café de sauce soya
- 1/2 c. à café de moutarde sèche

Dans une petite casserole, cuire d'avance, avec un peu d'eau, les gousses de pois et les pointes d'asperges (si fraîches ou congelées), juste pour les réchauffer. Faites-les glacer dans le réfrigérateur. Découpez en petites bouchées et mélangez doucement avec les pousses de bambou, les marrons d'eau, le chou chinois et les champignons glacés. Mélangez un jus de citron, de la sauce soya, de la moutarde sèche, du persil haché, et versez le tout sur la salade, puis remuez.

(Pour 1 personne)

DÎNER DU DIMANCHE

ZUCCHINI À LA TURQUE

1 tasse de zucchini pas tout à fait cuits et coupés en dés
1/4 tasse d'oignon émincé
1/4 tasse de tomates coupées en dés
1/4 tasse de persil haché
Sel et poivre
1/2 sachet d'édulcorant artificiel
1 c. à soupe de mozarella maigre en bâtonnets

Mélangez doucement tous les ingrédients, excepté le fromage. Versez le tout dans un petit plat allant au four, et saupoudrez la surface de fromage râpé. Faites dorer 10 minutes à 12 cm de la chaleur du gril.

(Pour 1 personne)

Pour la seconde semaine du régime Scarsdale pour gourmets, répétez quotidiennement les mêmes menus.

Après deux semaines de régime Scarsdale pour gourmets, si vous voulez toujours perdre quelques kilos de plus pour atteindre votre poids normal, suivez d'abord le programme « Restez mince », puis revenez à un des régimes Scarsdale pendant deux semaines. Le régime que vous choisirez sera le bon.

IX

Tout en vous faisant économiser, le régime Scarsdale vous fait perdre du poids

Alors que l'agneau et le bifteck sont devenus synonymes de cherté, le régime d'alimentation diététique Scarsdale n'est pas le régime du riche. Beaucoup prétendent même que le panier de victuailles du RAD Scarsdale revient beaucoup moins cher qu'un marché ordinaire, puisque n'y entrent pas les desserts coûteux, les collations et toutes les sortes d'extra, riches en calories, qui remplissent généralement le filet et font monter l'addition et arrondir la silhouette.

Il n'existe plus d'aliments bon marché, mais beaucoup de ceux compris dans le régime, comme les carottes, le céleri, les zuchinis, etc., sont parmi les plus abordables.

J'ai imaginé quelques recettes économiques dont vous pourrez tirer profit pour combiner des repas qui ne reviennent pas cher, sont pauvres en gras et en hydrates de carbone. Ces recettes vous permettent de serrer de près votre budget. Par exemple, vous pouvez économiser sur votre dîner du samedi en utilisant la délicieuse recette des morceaux de dinde marinés, au lieu de servir de la dinde ou du poulet rôtis.

Avec ce régime, suivez toujours les règles d'or du régime RAD Scarsdale.

QUELQUES TUYAUX SUR LES COUPES DE VIANDE AVANTAGEUSES

Cherchez les aubaines et assurez-vous de n'acheter que des viandes très maigres.

Une excellente manière d'utiliser des coupes de viande très bon marché est de les attendrir avec un produit spécial à base d'enzymes provenant du melon papaye. Saupoudrez-en légèrement la viande, mais en en recouvrant bien toute sa surface; percez le morceau avec une fourchette pour que l'attendrisseur pénètre bien, et laissez reposer à peu près une demi-heure à la température de la pièce avant de mettre à cuire. Il est inutile d'employer du sel quand vous vous servez d'un attendrisseur de viande. Si l'attendrisseur que vous choisissez est déjà assaisonné, n'en ajoutez pas d'autre. Suivez les instructions qui paraissent sur le sachet.

Les viandes peuvent aussi être attendries en les marinant, ce qui, selon les marinades utilisées, leur ajoute une variété de parfums (voir recettes de marinage plus loin, dans ce même chapitre). La viande devrait être à peine recouverte par la marinade, placée dans un contenant à couvercle et gardée au réfrigérateur au moins une heure, ou une nuit, et retournée de temps à autre.

Les règles d'or du régime Scarsdale

(Répétées pour vous rafraîchir la mémoire)

1. Mangez exactement ce qui vous est indiqué. Ne substituez pas un aliment à un autre.
2. Ne buvez aucune boisson alcoolisée.
3. Ne mangez que des carottes et du céleri entre les repas, mais à volonté.
4. Les seules boissons permises sont le café ordinaire ou

décaféiné, noir; le thé; le club soda (avec du citron, si vous en avez envie); et les sodas diététiques à tous les parfums. Vous pouvez en boire aussi souvent que vous le désirez.

5. Préparez toutes les salades sans huile, mayonnaise ou autres assaisonnements riches. Employez seulement le citron et le vinaigre ou l'assaisonnement à la moutarde au vinaigre que vous trouverez au chapitre VIII, ou encore les assaisonnements indiqués au chapitre X.
6. Mangez les légumes sans beurre ni margarine ou autres matières grasses; vous pouvez utiliser du citron.
7. Toutes les viandes doivent être très maigres; enlevez toute trace de graisse avant de manger. Faites la même chose pour la peau et les parties grasses du poulet et de la dinde.
8. Il n'est pas nécessaire de manger tout ce qui est mentionné sur la liste, mais ne substituez pas un aliment à un autre, et n'ajoutez aucun aliment de votre propre chef.
9. Ne surchargez pas votre estomac. Quand vous sentez que vous avez suffisamment mangé, ARRÊTEZ!
10. Ne suivez pas le régime plus de quatorze jours.

Préparez et tenez à jour ce tableau de votre perte de poids quotidienne en quatorze jours de régime

	1er jour	2e jour	3e jour	4e jour	5e jour	6e jour	7e jour
Première semaine							
Deuxième semaine							

PERTE: ________ KILOS

Les régimes Scarsdale: le déjeuner de remplacement

Si vous le voulez, vous pouvez substituer le déjeuner suivant à n'importe quel déjeuner de n'importe quel jour du régime économique Scarsdale:

½ tasse de fromage blanc en crème, maigre, ou de fromage blanc frais en grains sur une feuille de laitue
Des fruits tranchés, à volonté; choisissez ceux qui sont meilleur marché
1 c. à soupe de crème sure maigre, pour couronner les fruits
6 moitiés de noix de Grenoble ou de pacanes hachées, mélangées avec les fruits, ou saupoudrées par-dessus
Café ou thé ou soda diététique

APRÈS VOTRE PREMIÈRE SEMAINE

Répétez pour une seconde semaine les menus quotidiens du régime économique ou, si vous préférez, échangez-les pour les menus du régime Scarsdale ordinaire, ou pour ceux d'un des autres régimes Scarsdale.

PETIT DÉJEUNER QUOTIDIEN

½ pamplemousse ou ½ cantaloup, ou un fruit de saison (choisissez celui qui est le meilleur marché)
1 tranche de pain protéine, grillée, sans rien y ajouter
Café ou thé (sans sucre ou lait ou crème; sucrez avec un succédané du sucre)

Vous trouverez les recettes pour les plats marqués d'un astérisque après les menus du dimanche et l'enumeration des ingrédients du déjeuner de remplacement.

LUNDI

DÉJEUNER

Bouillon de poulet
*Salade du chef
1 tranche de pain protéiné, grillée
Café ou thé

DÎNER

Poisson frais ou congelé (le moins cher), grillé ou cuit au four
Salade combinée (autant de verdure et de légumes que vous désirez)
½ pamplemousse, ou des fruits de saison
Café ou thé

MARDI

DÉJEUNER

Salade de fruits sur feuilles de laitue, toutes les combinaisons de fruits sont permises; vous pouvez en manger à volonté
Café ou thé

DÎNER

Gros bifteck haché grillé (pris dans les coupes les moins chères, mais très maigre. Si possible, hachez la viande à la maison après en avoir supprimé toutes les parties grasses)
Choux de Bruxelles, en saison, ou du chou blanc, ou du brocoli
Salade de laitue, concombre, céleri, radis
Café ou thé

MERCREDI

DÉJEUNER

Salade de thon ou de saumon (après en avoir fait égoutter l'huile comme il a été indiqué plus tôt) accompagnée d'une sauce vinaigrette sans huile ou au citron et servie sur des feuilles de laitue
Pamplemousse ou melon
Café ou thé

DÎNER

*Ragoût d'agneau
ou
*Jarret d'agneau grillé
Choucroute
Salade de laitue, tomates, concombre, céleri
Café ou thé

JEUDI

DÉJEUNER

2 œufs apprêtés à votre goût (mais sans aucun gras dans la préparation)
Fromage blanc frais en crème, ou fromage blanc frais en grains
Zucchini
1 tranche de pain protéiné, grillée
Café ou thé

DÎNER

Poulet bouilli, grillé, rôti ou cuit au barbacue, autant que vous en désirez; enlevez toute la peau et les parties grasses avant de le manger
ou
*Poulet grillé à la hawaïenne
Épinards à profusion
Café ou thé

VENDREDI

DÉJEUNER

*Tarte aux épinards et au fromage Olga
Compote de pommes sans sucre
Café ou thé

DÎNER

Poisson, celui que vous aimez, frais ou congelé, grillé ou cuit au four, sauté ou poché
Salade combinée de tous les légumes frais dont vous avez envie, y compris les légumes cuits coupés en dés, si vous les aimez
1 tranche de pain protéiné, grillée
Café ou thé

SAMEDI

DÉJEUNER

Salade de fruits sur feuilles de laitue; vous choisirez les fruits à votre goût ou ceux qui vous reviennent moins cher
Café ou thé

DÎNER

Dinde ou poulet rôti, bouilli ou grillé
ou
*Morceaux de dinde marinés
Salade de tomates et de laitue
Pamplemousse, ou cantaloup, ou pastèque
Café ou thé

DÉJEUNER

Dinde ou poulet froid ou chaud

ou

*Poulet grillé à la hawaïenne

ou

*Morceaux de dinde marinés

Tomates, carottes, chou blanc cuit (ou brocoli, ou chou-fleur, si vous préférez)

Café ou thé

DÎNER — Choix de:

*Bifteck de gîte à la noix grillé au four ou cuit sur le gril

ou

Cubes de viande grillés dans la poêle foncée d'une couche d'enduit végétal

ou

*Jambon désossé

ou

*Foie et oignons

ou

Bœuf maigre braisé en casserole (coupe de viande maigre, à bas prix, marinée et braisée)

ou

*Bifteck attendri aux piments

Salade de laitue, concombre, céleri

Tomates cuisinées (fraîches ou en boîte, sans sucre ou huile) ou choux de Bruxelles

DÉJEUNER DE REMPLACEMENT

Souvenez-vous que ce repas est tellement délicieux que vous pouvez le substituer à n'importe quel autre déjeuner de la semaine:

½ tasse de fromage blanc frais, maigre, en crème ou de fromage blanc frais en grains, servi sur des feuilles de laitue

Fruits tranchés, autant que vous en désirez et de ceux qui sont à prix modique

1 c. à soupe de crème sure maigre, pour couronner les fruits ou les mélanger ensemble
6 moitiés de noix de Grenoble ou de pacanes, hachées et mélangées avec les fruits ou saupoudrées pardessus
Café, thé ou soda diététique

Après votre première semaine de régime

Répétez pour une deuxième semaine les menus quotidiens du régime économique Scarsdale ou, si vous préférez, changez-les par les menus de la semaine du RAD Scarsdale ou par ceux d'un des autres régimes Scarsdale.

Recettes

DÉJEUNER DU LUNDI

SALADE DU CHEF

Légumes verts de votre choix (laitue, scarole, chou chinois, épinards frais, etc.)
1/2 tasse de restes de poulet ou de dinde, ou de viandes maigres, taillés en lanières, ou un mélange des trois
1 1/2 pouce cube (ou la quantité équivalente) de fromage semi-dur, tel que le brick, le cheddar, le kraft, etc. ou une combinaison de ce genre de fromage
1/2 concombre coupé en rondelles (facultatif)
3 radis coupés en rondelles (facultatif)
1 morceau de piment vert coupé en dés (facultatif)

Mélangez ensemble tous les ingrédients avec une des vinaigrettes choisies parmi les recettes de la diète pour Gourmets (voir chapitre VIII) ou un assaisonnement au vinaigre ou au citron.

(Pour 1 personne)

RAGOÛT D'AGNEAU

1 1/2 livre d'agneau pour une cuisson en ragoût (achetez la coupe la plus maigre); dégraissez parfaitement et découpez en morceaux de 4 centimètres d'épaisseur
2 carottes coupées en tranches d'environ 3 centimètres d'épaisseur
2 oignons moyens, tranchés
2 piments verts, tranchés
2 grosses tomates, hachées (ou des tomates en conserve, égouttées, environ 250 grammes)
1 c. à café de sel épicé (ou au goût)
Poivre noir (au goût)

Note: Cette recette doit être préparée à l'avance et refroidie; il faut enlever toute la couche de graisse qui recouvre la pièce d'agneau avant de la faire réchauffer.

Sous le gril, faites dorer rapidement sur tous les cotés les morceaux d'agneau et rangez-les ensuite au fond d'une casserole en les entourant de légumes et en les saupoudrant de sel et de poivre. Couvrez et laissez cuire une heure à feu doux, ou jusqu'à ce que l'agneau devienne suffisamment tendre. Si le ragoût sèche un peu, ajoutez du jus de tomate ou du bouillon pendant la cuisson.

(Pour 4 personnes)

JARRET D'AGNEAU GRILLÉ

Cette coupe d'agneau est souvent assez grasse. Choisissez le jarret aussi maigre que possible. Je suggère même que vous prépariez cette recette à l'avance pour avoir le temps de la laisser refroidir et d'enlever, avant de mettre à chauffer, ainsi toute la graisse qui s'amasse à la surface.

2 jarrets d'agneau dont on a enlevé auparavant toute la graisse.

Préparer la marinade au ketchup pour agneau et volaille (voir recette dans ce chapitre). Essuyez les jarrets avec un papier absorbant humide et faites-les tremper dans la marinade, au fond d'un poêlon profond. Mettez à réfrigérer pendant 2 ou 3 heures en retournant les morceaux de temps en temps. Retirez de la marinade et faites brunir sous le gril de tous les côtés. Remettez l'agneau dans la marinade, au fond du poêlon; couvrez et laissez cuire environ 2 heures, jusqu'à ce que l'agneau soit tendre, en l'arrosant de son jus de temps en temps. Prenez soin de toujours enlever toute trace visible de graisse. Faites cuire à découvert encore 15 minutes. Laissez refroidir et enlevez encore une fois la couche de graisse formée à la surface. Faites réchauffer et servez.

(Pour 2 ou 3 personnes)

DÎNER DU JEUDI

MARINADE HAWAÏENNE POUR LE POULET

- 1/2 tasse de vin blanc ou 1/2 tasse de vinaigre de vin blanc
- 1 tasse de jus de prunes
- 1 c. à café d'écorce d'orange râpée
- 1 c. à café de sel
- 1/8 c. à café de poivre

Amenez tous les ingrédients à ébullition. Retirez du feu et laissez refroidir. Versez sur les morceaux de poulet et réfrigérez une heure ou deux. Faites griller le poulet à 12 centimètres de la chaleur, 15 ou 20 minutes de chaque côté, selon la taille du poulet. Arrosez de marinade 3 ou 4 fois pendant la cuisson sous le gril.

DÉJEUNER DU VENDREDI

TARTE AUX ÉPINARDS ET AU FROMAGE OLGA

- 2 paquets de 280 gr d'épinards hachés, congelés
- 3 œufs battus
- 50 gr. de fromage blanc frais, en crème
- 2 morceaux de pain protéiné, trempés dans de l'eau et essorés
- 1/8 de tasse de fromage parmesan râpé

Chauffez d'abord le four à 170°C. Dégelez les épinards et retirez-en l'eau. Salez au goût. Ajoutez le reste des ingrédients, effritez le pain humide et mélangez le tout pour en faire une pâte uniforme. Étendez cette pâte au fond d'une plaque à tarte de 9 onces (après y avoir vaporisé une couche d'enduit végétal antiadhésif). Mettez au four 40 à 45 minutes environ. Le milieu de la tarte doit être légèrement ferme et les bords doivent être dorés. (Se congèle très bien. Enveloppez soigneusement. Dégelez avant de réchauffer et de servir.)

(Pour 3 ou 4 personnes)

DÎNER DU SAMEDI
(ou déjeuner du dimanche, ou les deux)

MORCEAUX DE DINDE MARINÉS

2 pilons de dinde (à dégeler d'abord si congelés) ou
2 ailes de dinde, ou
2 cuisses de dinde

Servez-vous de la marinade pour agneau et volaille, dont vous trouverez la recette dans ce chapitre. Essuyez les morceaux de dinde avec un papier absorbant humide, dégraissez soigneusement et enlevez la peau, puis déposez dans un plat allant au four, assez large pour contenir tous les morceaux étalés en une seule couche. Versez la marinade sur les morceaux de dinde et réfrigérez environ 2 heures ou une nuit. Retournez les morceaux de temps en temps et imbibez de marinade pour les garder humides et parfumés (nous nous sommes souvent demandé si les cuisiniers se levaient la nuit pour retourner les aliments marinés!) Deux heures avant le repas, chauffez le four à 160°C, retirez la dinde du plat, versez la marinade dans un bol et posez une grille au fond du plat. Placez-y les morceaux de dinde et faites rôtir pendant 2 heures, en les retournant toutes les demi-heures et en les humectant de marinade. Il faudra plus ou moins de temps pour finir de cuire, selon l'épaisseur des morceaux. Les ailes ont besoin de moins de temps que les pilons ou les cuisses.

(Pour 2 personnes)

BIFTECK DE GÎTE DE NOIX GRILLÉ AU FOUR OU CUIT SUR LE GRIL

2 livres de bifteck bien dégraissé

Marinade:

2 petits oignons hachés
1/4 tasse de jus de citron
1/2 tasse de vinaigre de vin
1/4 tasse de sauce soya non sucrée
1 c. à table de sauce Worcestershire
1 gousse d'ail émincée, ou 1/2 c. à café de poudre d'ail (ou davantage, si vous aimez l'ail)

Dans un contenant hermétiquement fermé, mélangez ensemble tous les ingrédients de la marinade. Laissez reposer 2 ou 3 heures pour que les différentes saveurs se marient bien entre elles. Déposez la viande dans un plat peu profond et versez dessus la marinade pour l'attendrir. Réfrigérez 2 ou 3 heures en retournant la viande de temps en temps. Faites griller la viande à 5 pouces du gril, en la retournant 3 ou 4 fois après l'avoir humectée de marinade, et arrêtez la cuisson quand le bifteck est grillé comme vous l'aimez. Découpez diagonalement en tranches minces.

(Pour 4 personnes)

JAMBON DÉSOSSÉ

1 boîte de jambon désossé (1,3 kilo), entièrement cuit
2 onces de jus d'orange
2 c. à table de moutarde sèche

Dégraissez le jambon aussi complètement que possible et posez-le dans un plat allant au four dont vous aurez auparavant vaporisé le fond d'un enduit végétal antiadhésif. Mélangez le jus d'orange avec la moutarde sèche et recouvrez de ce mélange toutes les surfaces du jambon. Faites cuire au four à 160°C jusqu'à ce que le jambon soit entièrement réchauffé (30 à 45 minutes environ, selon l'épaisseur du jambon). Servez le jambon découpé en tranches minces. En mangeant, n'oubliez pas d'enlever toute trace de gras.

(Pour 8 personnes)

FOIE ET OIGNONS

1 livre de foie de bœuf ou de veau de 0,6 cm d'épaisseur, découpé en lanières
2 oignons moyens, découpés en rouelles
2 c. à table de bouillon de bœuf
Sel épicé
Poivre
Parmesan ou romano râpé

Retirez les veines et la membrane extérieure du foie et essuyez-le avec un papier absorbant humide avant de le découper en lanières. Vaporisez le fond d'un poêlon avec un enduit végétal antiadhésif. Faites sauter les oignons dans le bouillon jusqu'à ce qu'ils deviennent transparents. Ajoutez le foie en lanières, le sel et le poivre, et faites cuire en remuant jusqu'à ce que le foie ait pris une belle couleur brune (3 minutes environ). Saupoudrez de fromage râpé avant de servir.

(Pour 2 ou 3 personnes)

BIFTECK ATTENDRI AUX PIMENTS

1,2 kilo de bifteck de palette (choisissez une coupe maigre, puis enlevez toute trace de gras)
Attendrisseur de viande (ne datant pas de plus de un an)
1 gros oignon découpé en rondelles
2 piments verts découpés en anneaux fins
1 petite boîte de piments hachés
1 gousse d'ail écrasée
1 jus de citron
Sel
Poivre

Saupoudrez l'attendrisseur de viande sur le bifteck et percez celui-ci avec les dents d'une fourchette pour permettre au condiment de bien pénétrer. Laissez reposer environ 30 minutes (ou suivez les instructions sur la boîte de l'attendrisseur). Découpez la viande en lanières de 1,25 cm d'épaisseur et enlevez encore toute trace de gras qui peut rester. Saupoudrez l'oignon et les poivrons d'un peu de sel et faites-les cuire ensemble dans un poêlon vaporisé d'enduit végétal antiadhésif jusqu'à ce qu'ils acquièrent une belle couleur bune. Ajoutez le bifteck en lanières et les piments hachés et laissez cuire 3 minutes en retournant le mélange de temps en temps. Ajoutez l'ail et le jus de citron; continuez la cuisson 3 minutes de plus, en remuant.

(Assurez-vous que l'attendrisseur de viande ne soit pas éventé, car les enzymes qu'il contient perdent de leur propriété après un ou deux ans.)

BŒUF BRAISÉ AU FOUR (RÔTI EN POT)

1,3 kilo de rôti de fin de palette désossé, bien dégraissé
1 oignon moyen, finement tranché
2 carottes découpées en rondelles minces
1 branche de céleri, finement tranchée
1 verre de vin rouge sec (ou jus de tomate)
1 c. à table de tomate concentrée
1 gousse d'ail écrasée
1 c. à café de thym
3 brins de persil
1 feuille de laurier
2 clous de girofle
1 c. à table de fécule de maïs

Laissez tremper la viande plusieurs heures dans la marinade de la diète Économique que vous choisirez, et retournez-la de temps en temps. Déposez le bœuf mariné au centre d'un grand morceau d'aluminium épais recouvrant un plat à rôtir. Placez la viande sous le gril en la retournant jusqu'à ce que tous les côtés soient bien brunis. Éteignez le gril. Entourez la viande de rondelles d'oignons, de carottes et des morceaux de céleri. Mélangez ensemble le vin (ou le jus de tomate), la tomate concentrée, le persil, l'ail, le thym, la feuille de laurier et les clous de girofle, et versez le tout sur la viande. Faites rôtir 2½ à 3 heures, jusqu'à ce que la fourchette s'enfonce facilement dans la viande. Enlevez celle-ci et les légumes de la feuille d'aluminium, jetez la feuille de laurier et les clous de girofle; filtrez le jus dans une casserole et enlevez le gras. Mélangez la fécule de maïs avec 1 c. à table d'eau, et incorporez au jus filtré. Laissez cuire doucement, en remuant, jusqu'à ce que le liquide épaississe légèrement. Laissez refroidir complètement et enlevez de nouveau la couche de gras qui peut se former à la surface. Pour servir, découpez la viande en tranches minces et entourez de légumes; versez par-dessus le jus épaissi et réchauffez au four.

(Pour 7 ou 8 personnes)

MARINADES DE BŒUF

MARINADES DE BŒUF À L'ESTRAGON

3/4 t. vinaigre à l'estragon
1 oignon moyen, haché
1 carotte hachée
4 brins de persil
1 feuille de laurier
1 1/2 c. à café de sel d'ail
1/2 c. à café de poivre noir
3 gouttes de sauce Tabasco

MARINADE DE BŒUF AU VIN

3/4 t. de vin rouge (ou blanc)
1 oignon émincé
1/2 t. de persil haché
1/2 c. à café d'estragon
1/2 c. à café de thym
1 1/2 c. à café de sel d'ail (ou de sel ordinaire si vous n'aimez pas l'ail)
1 feuille de laurier
1 pincée de poivre rouge

MARINADES POUR AGNEAU OU VOLAILLE

MARINADE AU CITRON

¾ t. de vinaigre de vin
3 c. à table de jus de citron
1 oignon moyen, émincé
1 gousse d'ail écrasée
¼ t. de persil haché
1 feuille de laurier
⅛ c. à café de thym
⅛ c. à café d'estragon
2 c. à café de sel
½ c. à café de poivre

MARINADE AU KETCHUP

½ t. de vinaigre
2 oignons découpés en rouelles
1 t. d'eau
2 c. à table de sauce Worcestershire
1 t. de ketchup
1 sachet de succédané de sucre
1 c. à café de moutarde sèche
1½ c. à café de sel
½ c. à café de poivre

MARINADE À LA MENTHE

1 t. de vinaigre de vin
1 oignon coupé en huit morceaux
8 clous de girofle
2 gousses d'ail écrasées
2 c. à café de sel
¼ c. à café de poivre noir
4 brins de persil
4 brins de menthe fraîche (ou 1 c. à café de menthe séchée hachée)
⅛ c. à café de zeste de citron (facultatif)

(Il est possible de filtrer cette marinade et de l'utiliser par la suite, en la faisant cuire d'abord, comme une sauce pour accompagner l'agneau.)

MARINADES DIVERSES

MARINADE POUR VIANDE ROUGE (pour une seule personne)

- 1/2 t. de bouillon instantané de bœuf
- 1 c. à table de vinaigre de cidre
- 1 gousse d'ail écrasée, ou une c. à table de vinaigre de cidre
- Sel et poivre, au goût
- 1 c. à table de persil haché

(Vous pouvez, si vous voulez, ajouter 1 c. à table de sauce soya.)

MARINADE AU VIN BLANC POUR LA VOLAILLE

- 1/2 t. de bouillon de poulet instantané (en retirer toute trace de gras)
- 1 c. à table de vin blanc sec
- 1/8 c. à café de graines de céleri
- 1 c. à café d'herbes telles que l'origan, l'estragon, le persil
- Sel et poivre, au goût

MARINADE AU FENOUIL POUR LES POISSONS

- 1/4 t. de bouillon de poulet instantané (à dégraisser)
- 2 c. à table de jus de citron
- 1 c. à café de graines de fenouil
- 1/8 c. à café de coriandre en poudre
- Sel et poivre, au goût

Mode d'emploi: Mélangez tous les ingrédients et versez le tout sur la viande, la volaille ou le poisson. Laissez mariner la viande et la volaille 2 à 3 heures, et le poisson 1 à 2 heures, en les retournant de temps en temps.

Pour votre seconde semaine de régime économique Scarsdale, RÉPÉTEZ LES MENUS QUOTIDIENS.

Si, après deux semaines de régime économique Scarsdale, vous avez encore besoin de perdre quelques kilos, suivez d'abord le programme « Mangez et restez mince » et adoptez ensuite pendant deux semaines un des régimes Scarsdale selon votre caprice du moment.

X

Le régime végétal Scarsdale

Les éléments de base du régime végétal Scarsdale sont les légumes, les fruits, quelques produits laitiers, les noix et une quantité limitée de graines. Il existe plusieurs catégories de végétariens, certains excluant de leur alimentation la viande, d'autres acceptant de manger certains produits du règne animal tels que les œufs et les produits laitiers, ou les uns et les autres, mais jamais les deux ensemble.

Adaptez ce régime de base à votre discrétion. Respectez toutefois les règles d'or des régimes Scarsdale en les appliquant aussi dans ce cas. Ne surchargez pas votre estomac. Gardez à jour le tableau de vos progrès quotidiens.

Vous devriez perdre à peu près un demi-kilo par jour, c'est-à-dire 9 kilos ou plus au cours des quatorze jours du régime végétarien.

Suivez ce régime pendant deux semaines, puis revenez au programme « Mangez et restez mince », en vous conformant aux règles végétariennes.

Beaucoup de végétariens mangent des biscuits, des gâteaux, du chocolat et d'autres friandises, mais fuyez-les comme la peste!

Les règles d'or des régimes Scarsdale adaptées au régime végétal

1. Mangez exactement ce qui vous est permis, n'y substituez rien d'autre.
2. Ne buvez pas de boissons alcoolisées.
3. Entre les repas, ne mangez que des carottes et du céleri, à discrétion.
4. Les seules boissons permises sont le café ordinaire ou décaféiné, noir; le thé; le club soda (avec du citron si vous en avez envie); et les sodas diététiques à tous les parfums. Vous pouvez en boire aussi souvent que vous le désirez.
5. Préparez toutes les salades sans huile, mayonnaise ou autres assaisonnements riches en matières grasses. Ne vous servez que de citron ou de vinaigre, ou de l'assaisonnement à la moutarde et au vinaigre dont vous trouverez la recette au chapitre VIII; ou encore, des assaisonnements indiqués au chapitre X.
6. Mangez les légumes sans beurre, margarine, ou autres matières grasses; vous pouvez utiliser le citron.
7. Il n'est pas nécessaire de manger tout ce qui est mentionné sur la liste, mais ne substituez ni n'ajoutez aucun aliment.
8. Ne surchargez jamais votre estomac. Quand vous pensez avoir assez mangé, ARRÊTEZ!
9. Ne suivez pas le régime plus de quatorze jours.

Préparez et tenez à jour un tableau de votre perte de poids quotidienne en quatorze jours:

	1er jour	2e jour	3e jour	4e jour	5e jour	6e jour	7e jour
Première semaine							
Deuxième semaine							

PERTE DE ________ KILOS

Légumes à proscrire au cours du régime végétal Scarsdale

Avocats

Haricots secs (fèves au four, lentilles, haricots blancs secs, haricots d'Espagne, fèves de Lima, pois chiches, etc., excepté les fèves de soja, qui sont permises)

Patates douces

Ignames

- Si vous ne pouvez vous procurer du pain protéiné, remplacez-le par du pain de gluten ou du pain de blé entier.
- Les fromages crémeux et les fromages de ferme sont interdits. N'utilisez ni lait, ni crème, ni poudre crémeuse (le lait écrémé et le lait pauvre en matières grasses sont permis en petites quantités). Le beurre, la margarine, le yogourt, la crème sure, la crème de lait, la crème fraîche, etc., sont des aliments interdits, excepté quand ils sont pauvres en matières grasses et seulement quand ils sont indiqués par le régime végétal.
- Pas de nouilles, spaghetti ou autres aliments similaires à base de semoule et d'amidon. Pas de céréales, pas de pain, sauf les sortes qui sont indiquées plus haut.
- Pas de gâteaux, de biscuits, de bonbons, de lait glacé, de sorbet, de crème glacée (glace); en bref, pas de friandises et de sucreries.
- Ce régime ne comprend ni viande, ni volaille, ni poisson, ni fruits de mer, ni œufs.
- Il ne comprend pas non plus d'huile, de mayonnaise ou autres matières grasses, à part l'enduit végétal antiadhésif dont on se sert pour permettre de brunir les aliments à la poêle.

Repas de remplacement permis

N'importe quel jour de la semaine, pour le déjeuner ou le dîner, vous pouvez substituer aux menus énumérés dans ce chapitre un plat de légumes chauds ou froids, parmi ceux que vous préférez, et dans la quantité que vous voudrez — sauf, évidemment, ceux que le régime interdit et que nous avons énumérés au début de ce chapitre.

Accompagnez ces légumes d'une pomme de terre au four saupoudrée, si vous en avez envie, de sel et de ciboulette. Ou, si vous préférez, vous pouvez remplacer la pomme de terre par une demi-tasse de riz bouilli ou une tranche de pain grillé avec de la confiture ou de la gelée de fruits sans sucre. Ou encore, par 115 gr de fèves de soja cuites (pesées après la cuisson; 28 gr de fèves non cuites).

Vous pouvez assaisonner vos salades de citron ou de vinaigre, ou de n'importe quel assaisonnement choisi parmi ceux du régime Scarsdale et dont vous trouverez les recettes après la liste des menus végétariens.

LE DÉJEUNER DE REMPLACEMENT

Si vous avez envie de varier un peu le menu, vous pouvez substituer le déjeuner suivant à n'importe quel déjeuner de n'importe quel jour de la semaine:

½ t. de fromage blanc frais en crème, ou de fromage blanc frais en grains, maigre
Fruits frais coupés en tranches, à volonté
1 c. à table de crème sure maigre, mélangée aux fruits, ou couronnant le tout
6 moitiés de noix de Grenoble ou de pacanes hachées et mélangées avec les fruits, ou saupoudrées pardessus
Café, ou thé, ou tisane, ou soda diététique

PETIT DÉJEUNER QUOTIDIEN

½ pamplemousse, ou autre fruit de saison
1 tranche de pain protéiné, grillée, si vous le désirez, avec de la confiture ou de la gelée de fruits non sucrée
Thé, café ou tisane (sans sucre, lait ou crème)

LUNDI

DÉJEUNER

* Soupe de cresson (ou de brocoli)
Pomme de terre au four accompagnée de fromage blanc frais en grains, pauvre en matières grasses
28 gr de fèves de soja crues ou 115 gr cuites (pesées après la cuisson)
6 moitiés de noix de Grenoble ou de pacanes
* Pomme au four Oscar (voir recette au régime pour gourmets, chapitre VIII)
Thé, café ou tisane

DÎNER

2 tranches de fromage de votre choix sur feuilles de laitue
* Ratatouille
Cœurs d'artichauts (sans huile!), concombre, radis
1 tranche de pain protéiné, grillée
Cantaloup, melon ou une orange

MARDI

DÉJEUNER

Salade de fruits à volonté, composée de n'importe quelle sorte de fruits et accompagnée de feuilles de laitue et de branches de céleri
1 tranche de pain grillé, si désire, avec de la confiture ou de la gelée de fruits sans sucre
Thé, café ou tisane

DÎNER

* Courge (pâtisson) farcie de pommes, de noix de Grenoble et de pacanes hachées
Légumes chauds ou froids, chou-fleur, carottes, tomates, à volonté
4 olives
Thé, café ou tisane

MERCREDI

DÉJEUNER

* Tomate farcie
Champignons grillés, zucchini et carottes
1 tranche de pain protéiné, grillée
Thé, café ou tisane

DÎNER

* Asperges (ou chou-fleur, ou brocoli) au gratin
* Purée de citrouille à la hawaïenne
Salade verte et tomates
1 tranche de pain protéiné, grillée
Thé, café ou tisane

JEUDI

DÉJEUNER

Fromage blanc frais en grains, pauvre en matières grasses; ciboulette hachée, radis, concombre
Olives
1 tranche de pain protéiné, grillée
ou
28 gr de fèves de soja crues, ou 115 gr de fèves de soja cuites
Pomme
Thé, café ou tisane

DÎNER

*Aubergine Scarsdale au parmesan
Salade verte assaisonnée de sauce vinaigrette Scarsdale, choisie parmi les recettes des *Assaisonnements pauvres en calories du régime Scarsdale
1 coupe de fruits frais tranchés, assaisonnés d'un jus de citron ou de limette et saupoudrés de feuilles de menthe émincees
Thé, cafe ou tisane

VENDREDI

DÉJEUNER

Fromages variés
Épinards
1 tranche de pain protéiné, grillée
Pêche ou poire
Thé, café ou tisane

DÎNER

Bouillon d'oignons accompagné de * croûtons de pain protéiné
* Légumes en ragoût
Compote de pommes sans sucre, avec 6 noix de Grenoble, ou des pacanes
Thé, café ou tisane

SAMEDI

DÉJEUNER

Salade de fruits à volonté, composée de n'importe quelle sorte de fruits, accompagnée de fromage blanc frais en crème ou en grains, pauvre en matières grasses, présenté sur des feuilles de laitue ou autres légumes verts
1 tranche de pain protéiné, grillée
Thé, café ou tisane

DÎNER

*Légumes au fromage cuits en casserole, servis avec
½ tasse de compote de pommes sans sucre, garnie d'une cuillerée à table de raisins
Tomate tranchée et laitue, arrosées d'un assaisonnement au vinaigre ou au citron, ou d'une « sauce vinaigrette » choisie parmi les recettes des *Assaisonnements du régime Scarsdale
Thé, café ou tisane

DIMANCHE

DÉJEUNER

*Tomate farcie (voir recette au menu du déjeuner de lundi, en utilisant la farce n° 3); (pas de riz, pas de pomme de terre)

Pomme de terre bouillie ou écrasée (sans beurre), agrémentée d'une cuillerée de crème sure maigre à la ciboulette

ou

115 gr de fèves de soja pesées après cuisson

Fruits en compote; utilisez un substitut du sucre, si désiré

Thé, café ou tisane

DÎNER

*Chow Mein sur riz

Salade de laitue, tomates en tranches

Ananas en tranches ou en morceaux (si en conserve, choisissez les fruits qui n'ont pas de sucre ajouté — ananas dans son jus ou dans l'eau)

Thé, café ou tisane

Les assaisonnements pauvres en calories du régime Scarsdale

(pour salades ou légumes froids)

(Voir recettes pour gourmets, chapitre VIII)

ASSAISONNEMENT POUR SALADE AU VINAIGRE DE VIN

1 c. à café de moutarde sèche
½ tasse de vinaigre de vin
3 c. à table d'eau
1 c. à café de câpres hachées
1 c. à café de persil haché
1 c. à café de piments hachés
1 c. à café de sel épicé
Un soupçon de poivre

Avec le dos d'une cuiller, faites dissoudre la moutarde dans un peu de vinaigre de vin. Mettez tous les ingrédients dans un petit contenant bien fermé et agitez jusqu'à ce que le tout soit bien mélangé. Réfrigérez. Se conserve longtemps.

ASSAISONNEMENT À SALADE
AU CITRON ET PAPRIKA

- 1 c. à café de moutarde sèche
- Le jus de 4 citrons
- 1 c. à café de paprika
- 2 c. à café de persil
- 1 c. à café de ciboulette hachée
- 1/2 c. à café d'origan
- 1 c. à café de sel
- Un soupçon de sauce Tabasco

Avec le dos d'une cuiller, faites dissoudre la moutarde sèche dans un peu de jus de citron. Agitez ensemble tous les ingrédients dans un petit contenant bien fermé. Réfrigérez et utilisez selon vos besoins.

ASSAISONNEMENT À L'OIGNON POUR SALADE

- 1/2 t. de vinaigre de vin
- 2 c. à table d'oignons râpés
- 1 c. à café de sel
- 1/8 c. à café de jus de marinade au citron et au poivre
- 1/2 c. à café d'aneth
- 1/2 c. à café de persil
- 1 c. à table d'eau

Mélangez ensemble tous les ingrédients dans un petit contenant bien fermé. Réfrigérez et utilisez selon les besoins.

ASSAISONNEMENT AU YOGOURT

- 1/2 pot de yogourt (petit format)
- 2 c. à café de ketchup

Mélangez tous les ingrédients et utilisez avec modération sur les salades ou les légumes.

DÉJEUNER DU LUNDI

SOUPE AU CRESSON

1 botte de cresson, lavée et nettoyée
1 t. de yogourt nature maigre
1 sachet de bouillon instantané d'oignons ou de légumes
Sel et poivre au goût
1 t. d'eau
2 fines rondelles de citron

À l'aide d'un broyeur à légumes, réduisez en purée tous les ingrédients, sauf l'eau et le citron. Versez dans la casserole; ajoutez l'eau et l'assaisonnement (au goût); amenez à ébullition en remuant. Versez dans deux bols à soupe en faisant flotter à la surface une rondelle de citron. Dégustez très chaud.

(Cette recette peut être préparée avec du brocoli, du chou, une scarole, des épinards, une bette poirée, etc., au lieu de cresson.)

(Pour 2 personnes)

DÎNER DU LUNDI

RATATOUILLE

2 oignons moyens, finement tranchés
2 poivrons verts moyens, finement tranchés
1 grosse gousse d'ail écrasée
1 aubergine moyenne, pelée et coupée en cubes de 2 cm
2 zucchinis moyens, coupés en quartiers de 6 mm
5 tomates moyennes, pelées et hachées
1/4 t. de persil haché
2 c. à café de sel
Poivre au goût
1/2 t. d'olives farcies de piments, finement tranchées

Enduisez une casserole lourde d'enduit végétal qui ne colle pas. Faites sauter les oignons, le poivron vert et l'ail, jusqu'à ce que les oignons soient légèrement cuits. Ajoutez tous les autres ingrédients, sauf le persil; couvrez et laissez mijoter

25 à 30 minutes jusqu'à ce que les légumes deviennent tendres et croquants. Ajoutez le persil et laissez cuire 5 à 10 minutes de plus, jusqu'à ce que le mélange épaississe selon votre goût; remuez de temps en temps. Ajoutez les olives. Servez chaud ou glacé.

(Pour 4 à 6 personnes)

DÎNER DU MARDI

COURGE (PÂTISSON) FARCIE DE POMMES, DE NOIX DE GRENOBLE ET DE PACANES HACHÉES

- 1 courge (pâtisson)
- ½ c. à thé de sel
- 1 pomme moyenne, hachée
- ½ c. à thé de jus de citron
- 5 pacanes entières, ou 5 noix de Grenoble, hachées
- 1 pacane, ou noix de Grenoble, partagée en deux
- 1 c. à thé d'édulcorant artificiel de sucre brun

Chauffez le four à 185°C. Partagez la courge en deux dans le sens de la longueur et grattez la fibre et les pépins. Placez les deux moitiés dans un plat allant au four, la face coupée sur le plat. Versez autour 1,25 cm d'eau. Mettez au four 20 minutes, ou simplement jusqu'à ce qu'elles deviennent tendres. Jetez l'eau. Saupoudrez de sel les deux moitiés et remplissez-les de pommes et de noix hachées; arrosez d'un jus de citron. Saupoudrez la surface des deux portions avec l'édulcorant. Remettez au four et laissez cuire encore 10 minutes; ou seulement jusqu'à ce que très chaud. Servez après avoir décoré avec une moitié de noix au centre.

(Pour 1 ou 2 personnes)

DÉJEUNER DU MERCREDI
(et aussi du dimanche)

TOMATE FARCIE

2 grosses tomates
1/2 t. de riz cuit
1/2 t. de fromage américain en lamelles
Sel et poivre, au goût

Enlevez 1,25 cm au sommet de chaque tomate. Enlevez à la cuiller un peu de la pulpe, en ne faisant qu'une coquille évidée de 2,8 cm d'épaisseur. Mélanger ensemble tous les autres ingrédients, et introduisez-les doucement dans les tomates évidées. Gardez un peu de fromage pour en saupoudrer la surface. Rangez dans un plat allant au four et laissez cuire 15 ou 20 minutes dans un four chauffé à l'avance à 160°C, ou jusqu'à ce que très chaud. Ne prolongez pas la cuisson.

(Pour 2 personnes)

Vous pouvez également choisir d'autres genres de farces dont voici quelques combinaisons:

N° 1 — 1/4 t. de riz cuit; demi-piment haché; 4 gros champignons découpés et sautés; 1/4 t. de fromage dur en lamelles

N° 2 — 1/2 t. de maïs en grains, cuits ou en conserve; pulpe de tomate hachée; demi-poivron moyen, haché; demi-piment haché

N° 3 — Fromage blanc frais en grains et des noix hachées, surmontés de persil haché

N° 4 — Cherchez vous-même une combinaison qui vous plaise, à partir d'aliments permis

ASPERGES AU GRATIN
(OU CHOU-FLEUR, OU BROCOLI)

6 à 8 pointes d'asperges (ou 1 à 2 t. de chou-fleur ou de morceaux de brocoli)
1/4 t. de fromage en lamelles (n'importe quelle qualité de fromage qui fonde, fabriqué, de préférence, à partir de lait écrémé)
Croûtons de pain protéiné (voir recette dans ce chapitre)

Préparez les légumes comme d'habitude (ceux-ci peuvent être frais, congelés ou en conserve). Faites fondre le fromage et versez-le sur les légumes. Saupoudrez de croûtons.

(Pour 1 personne)

PURÉE DE CITROUILLE À LA HAWAÏENNE

1 paquet de citrouille écrasée, congelée (sans beurre); à décongeler
1/2 c. à café de sel, ou davantage si désiré
2 c. à café de crème sure, pauvre en matières grasses
1/2 t. de morceaux d'ananas, conservés dans l'eau ou leur propre jus; égouttés
1/2 t. de tranches de mandarines en conserve, sans sucre; égouttées
6 moitiés de noix de pacanes ou de noix de Grenoble, entières ou hachées
Menthe hachée

Chauffez d'abord le four à 160°C. Mélangez, en les battant ensemble, la citrouille, la crème sure et le sel. Ajoutez les morceaux d'ananas égouttés et les tranches de mandarine. Versez le tout dans un petit plat allant au four et chauffez environ 15 minutes, ou davantage, jusqu'à ce que très chaud. Décorez avec les moitiés de noix ou les noix hachées, et saupoudrez d'un peu de menthe hachée.

(Pour 2 personnes)

AUBERGINE SCARSDALE AU PARMESAN

- 1 aubergine moyenne, coupée en tranches de 2,8 cm
- 30 à 25 cl de sauce tomate
- 2 c. à café de persil haché
- 2 c. à café de ciboulette hachée (ou 1 c. à café d'oignon râpé)
- 4 c. à café de fromage Parmesan râpé
- 1 c. à café de sel d'ail
- 1 pincée de poivre
- 1 c. à café d'orégano pulvérisé
- 85 gr de fromage Mozarella partiellement écrémé, découpé en 8 ou 10 fines tranches

Mettez les tranches d'aubergine dans de l'eau bouillante, légèrement salée, contenue dans une casserole assez grande; baissez le feu et laissez mijoter 3 minutes. Jetez l'eau et essuyez les morceaux avec un papier absorbant. Faites brunir les deux côtés dans une poêle largement enduite d'un enduit végétal qui ne colle pas (si vous utilisez deux poêles en même temps, vous n'aurez sans doute pas besoin d'enduire la seconde poêle pour brunir les tranches d'aubergine). Mélangez ensemble la sauce tomate, le persil, la ciboulette hachée (ou l'oignon râpé), le fromage Parmesan, le sel d'ail, le poivre et l'orégano. Mettez une couche de sauce sur le fond d'un plat peu profond allant au four (mesurant environ 10 cm × 20 cm ou 13 cm × 23 cm), recouvrez de tranches d'aubergine, puis de fromage Mozarella, etc. en alternant les couches. Étendez une couche finale de sauce et saupoudrez de fromage Parmesan. Faites cuire dans un four préalablement chauffé à 160°C pendant 35 minutes, ou jusqu'à ce que très chaud.

(Pour 2 à 4 personnes)

LÉGUMES EN RAGOÛT

1 t. d'oignons hachés
1/2 kilo de tomates
1 c. à café de sel assaisonné
Soupçon de substitut du sucre
Pincée de poivre
1/2 t. de pommes de terre crues coupées en cubes
ou
28 gr de fèves de soja, cuites à demi
1/2 t. de haricots verts frais
1/2 t. de carottes coupées en rondelles
Parmesan râpé (facultatif)

Enduisez le fond d'une casserole d'un enduit végétal qui ne colle pas et faites sauter les oignons jusqu'à ce qu'ils deviennent transparents; remuez pour les empêcher de coller au fond de la poêle. Détachez la peau des tomates en perçant celles-ci avec les dents d'une fourchette et en les trempant dans de l'eau bouillante. Laissez refroidir légèrement et pelez-les. Coupez les tomates en huit morceaux et ajoutez-leur du sel, le succédané du sucre, du poivre; versez le tout sur les oignons et laissez mijoter à découvert pendant 20 minutes. Ajoutez les pommes de terre (ou les fèves de soja), les haricots verts et les carottes. Couvrez et laissez cuire encore 20 minutes jusqu'à ce que tous les légumes deviennent tendres. Vous pouvez saupoudrer les légumes cuits avec du fromage Parmesan, si vous le désirez.

(Pour 2 ou 3 personnes)

LÉGUMES AU FROMAGE, CUITS EN CASSEROLE

2 t. de légumes mélangés, coupés en dés et cuits; des haricots mange-tout; des graines de blé; des carottes, petits pois, chou-fleur, choux de Bruxelles, germes de soja, céleri, poireaux, courges, etc. (on peut utiliser un mélange de légumes en conserve, bien égoutté)
4 châtaignes d'eau chinoises, coupées en morceaux
½ t. de fromage blanc frais, en crème ou en grain, écrémé
28 gr de fromage partiellement écrémé, râpé
Croûtons de pain protéiné, émiettés
Persil haché

Enduisez le fond d'une petite casserole d'un enduit végétal qui ne colle pas, et disposez les légumes, cuits et égouttés, en rangées superposées; puis saupoudrez de croûtons émiettés mélangés avec du fromage râpé. Cuisez à découvert, 20 à 25 minutes, ou jusqu'à ce que brunis et bouillonnants. Saupoudrez de persil et servez avec ¼ tasse de compote de pommes mélangée à 1 c. à table de raisins.

(Pour 1 personne)

CHOW MEIN

Tous les légumes suivants, ou seulement quelques-uns d'entre eux, peuvent être employés. Employez les quantités indiquées selon les cas.

1/4 t. d'éclats d'amandes
1 oignon finement tranché
1 t. de céleri coupé en diagonale
choix de:
1/2 t. de pousses de bambou (en conserve, égouttées)
1 petit navet blanc, finement tranché en lamelles
1/2 poivron vert, coupé en dés
1/8 t. poudre de gingembre (ou 1/4 c. à café de racine de gingembre émincée)
choix de:
1 boîte de châtaignes d'eau en conserve, égouttées, coupées en morceaux
1 t. de germes de soja
1 t. de pois neige, frais si possible, ou congelés, égouttés
25 gr de champignons tranchés
1 c. à table de farine de maïs
1 t. d'eau
2 c. à table de sauce soja sans sucre
Piment coupé en lamelles
1 t. de riz cuit

Enduisez un grand poêlon ou un wok d'un enduit végétal antiadhésif et faites sauter les amandes, assaisonnées d'un peu de sel, jusqu'à ce que brunies. Retirez-les. Ajoutez l'oignon finement coupé; laissez cuire 2 minutes tout en remuant avec une cuiller de bois. Ajoutez le céleri, les pousses de bambou, le navet, le poivron vert et la poudre de gingembre, et laissez cuire 2 minutes en remuant. Ajoutez les châtaignes d'eau, les germes de soja, les pois neige et les champignons; cuisez encore 2 minutes en remuant. Mélangez l'eau et la farine de maïs et ajoutez en même temps que la sauce soja. Baissez le feu et laissez mijoter 8 à 10 minutes. Ajoutez les amandes et assaisonnez au goût. Servez sur du riz chaud et décorez avec du piment en lamelles.

(Pour 3 ou 4 personnes)

CROÛTONS DE PAIN PROTÉINÉ
Découpez une tranche de pain protéiné en 30 cubes ou plus. Enduisez un petit poêlon avec un enduit végétal qui ne colle pas et faites brunir les cubes de pain sur une flamme forte jusqu'à ce qu'ils deviennent croquants. Saupoudrez de sel assaisonné, ou de sel d'ail, si vous préférez.

Vous pouvez les utiliser comme des croûtons, les émietter sur des salades pour en rehausser leur goût ou les saupoudrer sur d'autres aliments aux repas où il vous est permis de manger une tranche de pain grillée.

RÉPÉTEZ LES MÊMES MENUS QUOTIDIENS pendant votre seconde semaine de régime végétal.

APRÈS VOS DEUX SEMAINES de régime végétal Scarsdale, si vous voulez perdre davantage de kilos afin d'atteindre le poids que vous désirez, suivez le régime « Mangez et restez mince » pendant deux semaines, en l'adaptant à vos exigences végétariennes, et revenez ensuite au régime végétal pour deux semaines de plus.

XI

Le régime international Scarsdale

Pour ceux qui aiment cuisiner, préparer des mets qui sortent de l'ordinaire et manger « quelque chose de spécial », le régime international Scarsdale, comme celui pour gourmets, vous fait maigrir selon un mode nouveau. Il vous permet de *déguster jour après jour des mets délicieux tout en vous faisant perdre rapidement du poids.*

Rappelez-vous qu'il ne faut pas surcharger votre estomac. Grâce au régime international Scarsdale, vous devriez perdre en moyenne un demi-kilo par jour et jusqu'à 15 kilos et plus en deux semaines.

Vous pouvez remplacer n'importe quel repas ou journée de ce régime par le repas ou la journée correspondante (lundi pour lundi, etc.) du régime alimentaire diététique Scarsdale ou de n'importe quel autre régime Scarsdale.

Voici le détail de votre semaine internationale (que vous répétez telle quelle la semaine suivante):

Lundi: journée américaine

Mardi: journée japonaise

Mercredi: journée française

Jeudi: journée italienne

Vendredi: journée espagnole

Samedi: journée grecque

Dimanche: journée hawaïenne

Les principes de base à suivre sont les suivants:

Règles d'or des régimes Scarsdale

(Nous les répétons pour plus de commodité)

1. Mangez exactement ce qui vous est prescrit. Ne substituez pas un aliment à un autre.
2. Ne buvez aucune boisson alcoolisée.
3. Entre les repas, ne mangez que des carottes et du céleri, à discrétion.
4. Les seules boissons permises sont le café ordinaire ou décaféiné, noir; le thé, le club soda (avec du citron, si vous en avez envie); et les sodas diététiques à tous les parfums. Vous pouvez en boire aussi souvent que vous le désirez.
5. Préparez toutes vos salades sans huile, mayonnaise ou autres riches assaisonnements. Employez seulement du citron ou du vinaigre ou l'assaisonnement à la moutarde et au vinaigre que vous trouverez au chapitre VIII, ou les assaisonnements indiqués au chapitre X.
6. Mangez les légumes apprêtés sans beurre ni margarine ou autres corps gras; vous pouvez leur ajouter du citron.
7. Toutes les viandes doivent être très maigres; enlevez toute trace de gras avant de les manger. Faites-en autant pour la peau et les parties grasses du poulet et de la dinde.

8. Il n'est pas nécessaire de manger tout ce qui est mentionné sur la liste, mais ne substituez pas un aliment à un autre et n'ajoutez rien de votre propre chef.
9. Ne surchargez jamais votre estomac. Quand vous sentez que avez suffisamment mangé, ARRÊTEZ-VOUS!
10. Ne suivez pas le régime plus de quatorze jours de suite.

Tenez à jour un tableau de la variation quotidienne de votre poids durant les 14 jours du régime

	1er jour	2e jour	3e jour	4e jour	5e jour	6e jour	7e jour
Première semaine							
Deuxième semaine							

PERTE DE ________ KILOS

Les régimes Scarsdale: le déjeuner de remplacement

Si vous le désirez, vous pouvez remplacer n'importe quel déjeuner du régime international Scarsdale par le menu suivant:

½ tasse de fromage blanc frais, maigre, en crème ou en grains, sur laitue

Des fruits coupés en tranches, autant que vous en voulez et aussi exotiques que vous pouvez en trouver

1 c. à soupe de crème sure, maigre, nappée sur les fruits

6 moitiés de noix de Grenoble ou de pacanes, hachées et mélangées aux ingrédients ci-dessus, ou saupoudrées sur les fruits

Café ou thé, soda diététique à n'importe quel parfum.

APRÈS VOTRE PREMIÈRE SEMAINE

Répétez durant une deuxième semaine les menus quotidiens du régime international Scarsdale ou, si vous préférez, vous pouvez leur substituer les menus du régime d'alimentation diététique Scarsdale ou ceux d'un autre régime Scarsdale.

PETIT DÉJEUNER QUOTIDIEN

½ pamplemousse, ou tout autre fruit permis[1]
1 tranche de pain protéiné, grillée
Café ou thé (sans lait ni sucre, succédané de sucre permis)

À VOTRE CHOIX. Dans les menus quotidiens du régime international Scarsdale, les recettes des plats marqués d'un astérisque se trouvent à la fin du programme de la semaine.

Si, un jour, vous n'avez pas envie de la recette indiquée pour le déjeuner ou le dîner, ou même les deux, vous pouvez tout simplement la remplacer par celle qui correspond au même jour dans le RAD Scarsdale, au chapitre IV. C'est ainsi que vous pouvez choisir le déjeuner du lundi au RAD Scarsdale à la place du déjeuner du lundi du régime international, et ainsi de suite pour tous les repas de la semaine.

---

1. Choix de fruits pour le petit déjeuner quotidien. On peut, n'importe quel jour, remplacer le pamplemousse par l'un des fruits de saison suivants:
   ½ tasse d'ananas frais, en dés
   ou ½ mangue
   ou ½ papaye
   ou 1 grosse tranche de melon sucré, ou autre melon.

LUNDI: JOURNÉE AMÉRICAINE

DÉJEUNER

Cocktail de crevettes (4 crevettes moyennes, 2 c. à soupe d'assaisonnements à crevette)
*Salade de légumes à l'américaine
1 tranche de pain protéiné, grillée
1/2 cantaloup
Café ou thé

DÎNER

*Bifteck barbecue en marinade
*Champignons et chou au vin blanc
*Melon d'eau et fraises au vin rosé[1]
Café ou thé

MARDI: JOURNÉE JAPONAISE

DÉJEUNER

*Soupe aux légumes à la japonaise
*Shimi de thon
*Mandarines Oki
Thé japonais ou tout autre thé, ou café

DÎNER

*Tori aux crevettes et au poulet
*Salade de soja et poivron vert
1/4 tasse de riz blanc bouilli
*Fruits en gelée
Thé japonais ou tout autre thé, ou café

1. Dans tous les menus quotidiens du régime international Scarsdale, tout fruit recommandé au petit déjeuner peut être remplacé par le fruit indiqué au dessert du déjeuner ou du dîner, à votre choix. Cependant, si aucun fruit n'est spécifié comme dessert, vous ne devez pas en manger.

MERCREDI: JOURNÉE FRANÇAISE

DÉJEUNER

1 œuf dur
*Légumes en marinade
Compote de pommes sans sucre, avec abricots (frais ou dans leur jus de cuisson)
Café ou thé

DÎNER

*Artichauts à la provençale
*Poulet à l'estragon
*Céleri au jus
*Poire glacée
Demi-tasse de café ou thé

JEUDI: JOURNÉE ITALIENNE

DÉJEUNER

*Aubergine marinée et bâtonnets de fromage
*Salade verte, tant que vous en voulez, avec assaisonnement au citron ou au vinaigre
*Pêche à la framboise
Café ou thé, ou espresso

DÎNER

*Champignons farcis au four
*Veau à la napolitaine
1/4 tasse de riz blanc bouilli
*Soupe au zucchini
Café ou thé, ou espresso

VENDREDI: JOURNÉE ESPAGNOLE

DÉJEUNER

*Oeufs à la gitane
Bâtonnets de carottes, 4 olives espagnoles
1 tranche de pain protéiné, grillée
Café ou thé

DÎNER

*Soupe Gazpacho
*Zarzuela
1/4 tasse de riz blanc, cuit
Une orange en quartiers, saupoudrée de noix de coco
Café ou thé

SAMEDI: JOURNÉE GRECQUE

DÉJEUNER

*Soupe de tomates à la civette
*Salade d'épinards au fromage Féta
1 tranche de pain protéiné, grillée
Café ou thé

DÎNER

*Agneau aux feuilles de vigne farcies
*Légumes bouillis, avec jus de citron, vinaigre et sauce à la menthe hachée (on peut verser de cette sauce sur l'agneau, les feuilles de vigne et les légumes)
*Poire meringuée
Café ou thé

DIMANCHE: JOURNÉE HAWAÏENNE

DÉJEUNER

*Soupe au citron
*Salade de légumes marinés
1 tranche de jambon, cuit au four (30 gr)
1 tranche de pain protéiné, grillée
Café ou thé

DÎNER

*Lomi de saumon
*Salade de fèves de soja germées
1/2 zucchini grillé, assaisonné de sel d'ail
Ananas Surprise Aloha
Café ou thé

Recettes

DÉJEUNER DU LUNDI

SALADE DE LÉGUMES À L'AMÉRICAINE

1 c. à soupe de gélatine neutre
1/4 tasse de bouillon de poulet, dégraissé
1 c. à soupe de sauce Chili
1/2 tasse de haricots verts, cuits et bien égouttés
1/2 tasse de carottes crues râpées
1/4 tasse de céleri en branches, cru et coupé en dés
28 gr de fromage américain, en dés
Salade et poivre
1/4 de pomme de laitue
1 c. à soupe d'assaisonnement au vinaigre

Faites dissoudre la gélatine dans une c. à soupe de bouillon de poulet. Chauffez le reste du bouillon. Ajoutez-y la gélatine et laissez refroidir pendant 5 minutes. Mélangez avec la sauce Chili. Ajoutez les légumes, le fromage, le sel et le poivre. Versez dans un moule et placez au réfrigérateur jusqu'au moment de servir. Démoulez sur un lit de laitue et versez dessus l'assaisonnement. Servez immédiatement. *(Pour 1 personne)*

BIFTECK BARBECUE EN MARINADE

1 bifteck d'aloyau de 100 gr (pesé sans l'os et débarrassé de son gras)

Recette de la marinade:

Dans 1/2 tasse de bouillon de bœuf, mélangez 1 c. à soupe de jus de citron, 1 c. à soupe de sauce Teriyaki, sel, poivre, et 1 gousse d'ail écrasée ou une pincée de sel d'oignon.

Déposez le bifteck dans la marinade. Laissez tremper 2 ou 3 heures, en le retournant de temps à autre. Puis mettez-le sur un gril à barbecue ou dans une rôtissoire. Faites cuire au goût. La viande n'a pas besoin d'être dégorgée avant la cuisson.

(Pour 1 personne)

CHAMPIGNONS ET CHOU AU VIN BLANC

1/2 tasse de champignons frais, tranchés
1/2 tasse de chou blanc, tranché, cuit dans l'eau et bien égoutté
1 c. à soupe de vin blanc sec
Pincée d'origan frais ou séché
Pincée de thym
Sel et poivre

Enduisez une poêle d'une graisse végétale qui ne colle pas. Faites cuire les champignons rapidement, en les retournant souvent. Ajoutez-y le vin, les herbes, l'assaisonnement. Mélangez bien et ajoutez le chou. Recouvrez et faites chauffer pendant 10 minutes ou jusqu'à cuisson complète. Servez immédiatement.

(Pour 1 personne)

MELON D'EAU ET FRAISES AU VIN ROSÉ

Ajoutez la vanille et le vin. Remuez doucement. Réfrigérez avant de servir.

(Pour 1 personne)

SOUPE AUX LÉGUMES À LA JAPONAISE

1 tasse de bouillon de poulet, instantané
1/4 tasse de champignons frais, tranchés fin
1/4 de tasse de pousses de bambou, coupées en dés
1 c. à soupe de céleri en branche, coupé en dés
1 c. à café de persil haché
Sel et poivre
Pincée de sel d'ail

Faites venir à ébullition tous les ingrédients. Servez très chaud.

(Pour 1 personne)

SHIMI DE THON

100 gr de thon en boîte (bien égoutté)
1 c. à soupe de sauce soja, non sucrée
2 c. à soupe de sauce au raifort
Pincée de gingembre moulu ou 1/8 de c. à café de gingembre frais
Sel et poivre
1 1/2 tasse de feuilles d'épinards
1 civette, en tranches minces
1 c. à soupe de jus de citron
2 radis rouges, découpés pour la décoration

Mélangez la sauce soja, le raifort, le gingembre, le sel et le poivre. Versez sur le thon et brassez doucement. Versez sur un lit de feuilles d'épinards. Assaisonnez de civette et de jus de citron. Ajoutez les radis. Réfrigérez jusqu'au moment de servir.

(Pour 1 personne)

MANDARINES OKI

1 1/2 tasse de mandarines (en boîte, égouttées)
1 c. à café de succédané de sucre, sans colories
1/8 c. à café de gingembre râpé
Pincée de cannelle
1 c. à café de noix de coco râpée

Placez les quartiers de mandarines sur un plat. Ajoutez-y les aromates et saupoudrez de noix de coco. (Ce dessert peut être servi chaud, au choix).

(Pour 1 personne)

DÎNER DU MARDI

TORI AUX CREVETTES ET AU POULET

1/2 tasse de crevettes fraîches (prêtes à cuire)
1/2 poitrine de poulet, sans peau ni gras
1 tasse d'eau
2 c. à soupe de sauce soja, non sucrée
1 c. à café de succédané de sucre, sans calories
1/8 c. à café de quatre-épices
1/2 tasse de champignons, tranchés
1/4 tasse de pois japonais
4 pointes d'asperge (surgelées, en boîte ou fraîches)
5 amandes entières, blanchies

Coupez les crevettes en deux et mettez de côté. Coupez le poulet en dés et mettez de côté. Mélangez la sauce soja, le succédané de sucre et les épices à un peu d'eau. Recouvrez les champignons avec 1/4 de tasse d'eau chaude et mettez de côté. Faites bouillir rapidement le reste de l'eau. Ajoutez-y le poulet. Faites cuire pendant 6 minutes, en tournant souvent. En même temps, enduisez une grande poêle d'une graisse végétale qui ne colle pas et mettez-y les crevettes. Faites revenir les crevettes rapidement jusqu'à ce qu'elles soient roses. Enlevez et tenez au chaud. Dans la même poêle, ajoutez les pois et faites cuire rapidement. Enlevez et tenez au chaud. Ajoutez les asperges et faites chauffer. Enlevez le plat du feu, en y laissant les asperges. Ajoutez les champignons au poulet cuit et à son bouillon et portez à ébullition. Faites chauffer pendant 3 minutes. Avec une grande cuillère percée, enlevez les champignons et le poulet, déposez-les sur une assiette. Ajoutez les crevettes et les pois. Mêlez doucement. Aspergez de jus de cuisson (pas trop, sinon les crevettes et les pois noirciront), garnissez des asperges et des amandes. Servez immédiatement.

(Pour 1 personne)

SALADE DE SOJA ET POIVRON VERT

1 tasse de fèves de soja germées, lavées et séchées
1/2 tasse de poivron vert, en fines lamelles
1 c. à soupe de vinaigre
Pincée de gingembre frais râpé
Sel et poivre au goût

Mélangez les fèves germées et le poivron vert, ajoutez l'assaisonnement, le sel et le poivre, le gingembre. Mélangez bien. Réfrigérez jusqu'au moment de servir.

(Pour 1 personne)

FRUITS EN GELÉE

1/2 tasse de papaye, en dés
2 kumquats frais (si introuvables, prenez 1 kumquat de conserve après en avoir égoutté le sirop)
3 noix de lichi, en dés
1 c. à soupe de gélatine neutre
1 c. à café d'extrait de vanille
1 c. à café d'extrait d'amande
1/4 de tasse de jus d'ananas

Dissolvez la gélatine dans une c. à soupe de jus d'ananas, au-dessus d'une petite casserole d'eau chaude. Ajoutez les extraits de vanille et d'amande et le reste du jus d'ananas. Mettez de côté. Coupez les kumquats en tranches et mêlez avec le papaye et les noix de lichi. Ajoutez le mélange de gélatine. Mélangez bien. Versez dans un petit moule et réfrigérez jusqu'au moment de servir. Démoulez sur une assiette et garnissez, à votre goût, de feuilles de menthe.

(Pour 1 personne)

LÉGUMES EN MARINADE

1/2 tasse de zucchini, tranché, à demi bouilli
1/2 tasse de haricots verts, cuits, bien égouttés
1/2 tasse de poivron vert, coupé en morceaux
2 petits oignons blancs, cuits
1/2 citron, coupé en fines lamelles

Marinade:

1 tasse de bouillon de poulet
2 c. à soupe de vin blanc sec (facultatif)
2 c. à soupe de jus de citron
1 gousse d'ail, écrasée
1/4 de tasse de persil haché
1/2 c. à café de thym
1 c. à café de sauce Worcestershire
Sel et poivre

Mélangez ensemble tous les ingrédients de la marinade. Amenez à ébullition. Diminuez la température et laissez mijoter pendant 30 minutes. Préparez vos légumes sur une assiette et disposez-les avec goût. Versez la moitié de la marinade sur les légumes. Recouvrez d'une feuille d'aluminium ou de plastique transparent. Réfrigérez jusqu'au moment de servir. Goûtez. Ajoutez plus de marinade si vous le jugez utile. Garnissez des lamelles de citron et servez. (La marinade peut se conserver plusieurs jours dans le réfrigérateur.)

(Pour 1 personne)

ARTICHAUTS À LA PROVENÇALE

4 cœurs d'artichauts (cuits dans leur jus, égouttés)
1/4 de tasse de salade verte, n'importe laquelle, déchiquetée
1 c. à soupe de persil haché
1 c. à cafe d'origan séché
Sel d'ail au goût
Sel et poivre
1/2 tasse de petits pois (cuits dans leur jus, égouttés)

Enduisez une petite casserole à fond épais d'une graisse végétale qui ne colle pas. Ajoutez les cœurs d'artichauts, la salade et les assaisonnements. Recouvrez et laissez mijoter pendant 10 minutes. Ajoutez les petits pois et chauffez. Servez très chaud mais pas trop cuit.

(Pour 1 personne)

POULET À L'ESTRAGON

1/2 poitrine de poulet, moyenne, sans peau ni os
1/2 tasse de bouillon de poulet
2 c. à soupe d'estragon haché, frais ou séché
1 c. à soupe de vin blanc sec, mélangé à 1 jaune d'œuf
Sel et poivre, pincée de paprika

Chauffez le four à 175°C. Enduisez un plat à four de graisse végétale qui ne colle pas. Ajoutez 1/4 de tasse de bouillon de poulet. Déposez le poulet dans le bouillon et saupoudrez d'estragon. Assaisonnez au goût. Enveloppez le dessus et les côtés du plat avec du papier d'aluminium et mettez au four. Faites cuire pendant 30 minutes. Enlevez le poulet et gardez au chaud. Versez le jus de cuisson dans une petite casserole et portez à ébullition. Ajoutez tout de suite le mélange vin et jaune d'œuf, en brassant rapidement jusqu'à ce qu'il épaississe un peu. Versez sur le poulet. Garnissez au goût avec de l'estragon.

(Pour 1 personne)

CÉLERI AU JUS

(peut également se préparer avec du fenouil)

- 1 tasse de céleri en branche, en morceaux de 5 cm de long (ou 1 tasse de fenouil, également en morceaux)
- 1/2 tasse de bouillon de bœuf
- Sel et poivre
- 1 c. à soupe de moutarde de Dijon

Faites bouillir à moitié le céleri dans de l'eau salée pendant 10 minutes. Égouttez et gardez au chaud. Faites chauffer le bouillon de bœuf et les assaisonnements. Avec une cuillère de bois, ajoutez un peu de bouillon chaud à la moutarde, brassez puis ajoutez le reste du bouillon. Versez sur le céleri. Servez chaud.

(Pour 1 personne)

POIRE GLACÉE

- 1 petite poire, pelée et épépinée
- 1/4 de tasse d'eau
- 60 ml de vin rouge
- 1 c. à soupe de jus de citron
- 1 c. à café de succédané de sucre, sans calories
- 1 c. à café d'extrait de vanille
- 1 c. à soupe de gélatine neutre

Amenez à ébullition l'eau et le vin dans une petite casserole. Ajoutez le jus de citron, le succédané de sucre et la vanille. Déposez la poire dans le mélange. Couvrez et faites chauffer doucement, en tournant de temps à autre, jusqu'à ce que la poire soit cuite mais encore ferme, environ 25 minutes. Sortez la poire du jus avec une grande cuillère percée et déposez-la sur une assiette. Dissolvez la gélatine dans un peu d'eau et ajoutez au mélange de vin chaud. Mélangez bien et versez sur la poire. Laissez refroidir jusqu'au moment de servir.

(Pour 1 personne)

AUBERGINE MARINÉE ET BÂTONS DE FROMAGE

1 tasse d'aubergine, coupée en dés, avec sa peau
2 gousses d'ail, écrasées
1 petite tomate, pelée et épépinée, en dés
1 petit poivron rouge, épépiné, en dés
1 c. à café d'origan frais ou séché
2 c. à soupe de bouillon de bœuf
1 c. à soupe de vinaigre de vin rouge
Sel et poivre
28 gr de fromage Provolone
4 fines lamelles de citron

Cette recette doit être préparée la veille. Enduisez généreusement une petite poêle de graisse végétale qui ne colle pas. Ajoutez l'aubergine. Faites revenir à grand feu, en tournant souvent, jusqu'à ce que légèrement bruni. Recouvrez et faites cuire pendant 5 minutes à température moyenne. Enlevez de la casserole et versez dans un bol. Mélangez tous les autres ingrédients ensemble sauf le citron. Versez sur l'aubergine. Recouvrez et laissez reposer toute la nuit au réfrigérateur. Au moment de servir, brassez légèrement et disposez sur une assiette. Couvrez des lamelles de citron. Coupez le fromage en bâtonnets et disposez autour de l'aubergine. Servez.

(Pour 1 personne)

PÊCHE À LA FRAMBOISE

2 moitiés de pêche, en boîte, cuites à l'eau (ou fraîches lorsque possible)
1/2 tasse de framboises, en boîte, cuites à l'eau (ou fraîches lorsque possible)
1 c. à café d'extrait de vanille
1/2 tasse d'eau
Succédané de sucre, sans calories, au goût

Chauffez l'eau et ajoutez les framboises. Faites cuire pendant 5 minutes. Ajoutez le succédané de sucre et l'extrait de vanille. Brassez dans un mélangeur, à grande vitesse. Laissez refroidir et versez sur les pêches. Réfrigérez jusqu'au moment de servir.

(Pour 1 personne)

DÎNER DU JEUDI

CHAMPIGNONS FARCIS AU FOUR

- 4 gros champignons, prêts à cuire, et les pieds hachés
- 2 gros foies de poulet, hachés fin
- 1 c. à soupe d'oignon haché
- 1 c. à soupe de persil haché
- 1 c. à café de graines de fenouil
- 1/8 de c. à café de sel d'ail
- 1 c. à soupe de fromage en crème, à faible teneur en calories, ou de fromage de Neufchâtel, à faible teneur en calories
- 1/2 tasse de bouillon de poulet
- 1 c. à soupe de jus de citron

Enduisez une grosse casserole d'une graisse végétale qui ne colle pas. Ajoutez les foies de poulet, l'oignon et les assaisonnements. Faites cuire sur feu doux pendant 5 minutes, en remuant doucement. Ajoutez les pieds de champignons hachés. Faites cuire 5 autres minutes. Enlevez du feu et mélangez avec le fromage. Farcissez du mélange le chapeau des champignons. Déposez les chapeaux dans un plat à four et aspergez de jus de citron. Recouvrez d'une feuille d'aluminium et faites cuire au four pendant 30 minutes à 175°C. Enlevez le papier d'aluminium et faites chauffer cinq autres minutes. Déposez sur une assiette et versez le bouillon autour des champignons.

(Pour 1 personne)

VEAU À LA NAPOLITAINE

125 gr d'escalope de veau
Sel et poivre, sel d'ail au goût
1 gousse d'ail, écrasée (ou moins, au goût)
1 c. à soupe de jambon haché fin, très maigre
1 c. à soupe de persil haché
1/4 de tasse de vin sec (rouge ou blanc)
1 c. à café de câpres
1 petit cœur d'artichaut (en boîte dans son jus ou surgelé)
1/4 tasse de jus de tomate

Mettez la viande entre deux feuilles de papier ciré et pilonnez. Saupoudrez des assaisonnements. Enduisez une petite poêle épaisse de graisse végétale qui ne colle pas et glissez-y le veau. Faites frire rapidement pendant 2 minutes. Enlevez de la poêle. Ajoutez dans la poêle l'ail, le jambon, le persil. Amenez à ébullition. Ajoutez le jus de tomate et assaisonnez au goût. Amenez encore à ébullition. Diminuez le feu et laissez mijoter 5 autres minutes. Ajoutez les câpres. Versez sur la viande en mélangeant bien. Posez le cœur d'artichaut sur le veau juste avant de servir.

(Pour 1 personne)

SOUPE AU ZUCCHINI

1/2 petit zucchini, tranché mince
1 c. à soupe de bouillon de bœuf
1 c. à soupe de jus de tomate
1 c. à café de thym séché, mélangé à
1 c. à café d'origan séché
1 c. à soupe d'oignon haché
Sel et poivre

Versez le bouillon de bœuf et le jus de tomate dans une petite casserole. Ajoutez les tranches de zucchini, les herbes, l'oignon et les assaisonnements. Faites chauffer à feu doux pendant 30 minutes. Servez chaud.

(Pour 1 personne)

ŒUFS À LA GITANE

- 2 œufs durs
- 1 c. à soupe d'oignon, haché
- 1 gousse d'ail, écrasée
- 1/2 tomate, pelée, épépinée, hachée
- 1/4 de tasse de poivron vert
- Sel et poivre au goût
- 1 c. à soupe de persil, haché
- 1 c. à soupe de bouillon de bœuf
- 1/8 de c. à café de succédané de sucre, sans calories
- 1/4 de tasse de haricots verts
- 3 pointes d'asperges (cuites ou en boîte)

Ayez bien tous les ingrédients prêts car il ne faut que quelques minutes pour préparer cette recette.

Enduisez une poêle de graisse végétale qui ne colle pas. Ajoutez l'oignon, la tomate et le poivron vert. Faites chauffer à feu moyen, en brassant, jusqu'à ce que les oignons soient translucides. Ajoutez les assaisonnements, le persil, le bouillon de bœuf, le succédané de sucre. Mélangez. Ajoutez avec soin les haricots verts et les œufs en quartiers. Faites cuire encore quelques minutes ou jusqu'à ce que les œufs soient chauds. Mettez sur une assiette. Garnissez des pointes d'asperges et servez immédiatement.

(Pour 1 personne)

SOUPE GAZPACHO

1/4 de tasse de concombre, pelé, en dés
1/4 de tasse de poivron vert, haché
1/4 de tasse de tomate, épépinée, en dés
1/4 de tasse de céleri en branches, en dés
1 c. à soupe d'oignon, haché
1/2 tasse de jus de tomate
1 c. à café de sauce Worcestershire
1 c. à soupe de jus de citron
Sel et poivre, 1 pincée de poivre de Cayenne

Mélangez tous les ingrédients dans le jus de tomates. Ajoutez le jus de citron et les assaisonnements. Réfrigérez jusqu'au moment de servir.

(Pour 1 personne)

ZARZUELA

4 clams
6 crevettes moyennes, prêtes à cuire
85 gr de crabe, émietté
1/2 tomate, épépinée, en dés
1 c. à soupe d'oignon, haché
1 gousse d'ail, écrasée
1/8 de c. à café de safran
Pincée de poivre de Cayenne
Sel et poivre
1/4 de tasse de vin blanc sec, mélangé à
1/4 de tasse d'eau
1/4 de tasse de persil, haché fin

Enduisez une casserole moyenne et épaisse de graisse végétale qui ne colle pas. Ajoutez l'oignon et la tomate. Faites cuire rapidement, en tournant avec une cuillère de bois. Ajoutez le safran et l'ail. Mélangez. Ajoutez les clams et recouvrez la casserole. Faites cuire pendant 5 minutes. Ajoutez le vin, les crevettes, le crabe, les assaisonnements. Couvrez. Faites cuire à grand feu jusqu'à ce que les crevettes soient roses et les clams, ouvertes. Saupoudrez de persil en brassant rapidement. Servez immediatement.

(Pour 1 personne)

SOUPE DE TOMATES À LA CIVETTE

1/2 tasse de bouillon de bœuf
1/2 tasse de jus de tomate
2 c. à café d'oignon, haché
Pincée de clou de girofle, moulu
2 c. à soupe de céleri en branches, en dés
1/2 c. à café d'aneth séché
Sel et poivre, pincée de cumin
1/8 de tasse de civette, hachée (ou ciboulette)

Amenez à ébullition le bouillon de bœuf et le jus de tomate. Ajoutez l'oignon, le céleri et les assaisonnements. Faites cuire à feu doux pendant 10 minutes. Ajoutez l'aneth et laissez mijoter pendant 5 minutes. Ajoutez la civette (ou la ciboulette) et servez immédiatement.

(Pour 1 personne)

SALADE D'ÉPINARDS AU FROMAGE FÉTA

2 tasses d'épinards, frais
1/4 de tasse de riz blanc, cuit
1 œuf dur, en quartiers
1 petit piment rouge doux, en morceaux de 5 mm
1 petit concombre, en dés
40 gr de fromage Féta, émietté
2 c. à soupe d'assaisonnement au vinaigre
2 olives grecques

Mélangez les épinards au riz, à l'œuf en quartiers, au piment, au concombre et au fromage Féta. Ajoutez l'assaisonnement. Mélangez doucement. Garnissez des olives grecques. Servez immédiatement.

(Pour 1 personne)

AGNEAU AUX FEUILLES DE VIGNE FARCIES

- 110 gr de rôti d'agneau, très maigre
- 3 feuilles de vigne farcies
- 3 feuilles de vigne, moyennes, en saumure, bien égouttées
- 1/4 de tasse de riz blanc, cuit
- 1 c. à soupe d'oignon, haché
- 1/8 de c. à café de cumin
- Sel et poivre
- 1/4 de tasse de bouillon de poulet

Mettez une c. à café de riz, mélangé à l'oignon et aux assaisonnements, sur une feuille de vigne. Repliez en commençant par le bas puis au-dessus. Ensuite, vous repliez les côtés en roulant doucement pour que la garniture au riz soit bien en place. Répétez avec les autres feuilles. Versez le bouillon dans une petite casserole épaisse. Déposez l'une à côté de l'autre les feuilles de vigne farcies et couvrez bien. Faites cuire à feu doux pendant 30 minutes.

En suivant les mêmes proportions, vous pouvez faire cuire en même temps jusqu'à 20 feuilles de vigne farcies. (Elles se conservent dans leur jus de cuisson, au réfrigérateur, pendant 2 semaines environ.)

(Pour 1 personne)

LÉGUMES BOUILLIS AVEC SAUCE MENTHE ET CITRON

- 1/2 tasse de haricots verts
- 1/2 tasse de zucchini, en tranches (ou 1/2 zucchini, tranché)
- 1/2 tasse de feuilles de pissenlit (ou d'épinards)
- Sel et poivre
- Une pincée d'aneth

Faites cuire les haricots verts à l'eau bouillante salée pendant 8 minutes. Ajoutez le reste des légumes et faites cuire à feu doux jusqu'à ce que tendres. Égouttez. Servez chaud avec un assaisonnement fait de jus de citron, de vinaigre et de menthe hachée, qu'on peut également verser sur l'agneau et les feuilles de vigne farcies.

(Pour 1 personne)

POIRE MERINGUÉE

1 poire, moyenne, pelée et évidée, entière
1 c. à café de succédané de sucre, sans calories
1 c. à café d'extrait d'amande
1 blanc d'œuf

Chauffez le four à 190°C. Faites cuire la poire dans l'eau jusqu'à ce qu'elle soit tendre et ferme. Égouttez. Enduisez le fond d'un petit plat à four de graisse végétale qui ne colle pas. Mettez la poire au milieu. Battez le blanc d'œuf jusqu'à ce qu'il soit en neige, ajoutez le succédané de sucre et l'extrait d'amande. Continuez de battre en neige jusqu'à ce que ferme mais pas sec. Avec une cuillère en métal, étalez la meringue sur le fruit. Brunissez au four pendant environ 10 minutes. Retirez du four. Servez à la température de la pièce ou réfrigérez.

(Pour 1 personne)

DÉJEUNER DU DIMANCHE

SOUPE AU CITRON

1 sachet de bouillon de bœuf
1 tasse d'eau
1 c. à soupe de jus de citron
3 c. à soupe d'épinards, hachés fin
1 c. à café de pelure de citron
Sel et poivre

Mettez le bouillon de bœuf dans l'eau et amenez à ébullition. Ajoutez le jus de citron et les assaisonnements. Faites cuire pendant 5 minutes. Ajoutez les épinards et la pelure de citron. Faites cuire pendant 5 minutes. Servez très chaud.

(Pour 1 personne)

SALADE DE LÉGUMES MARINÉS

- 2 carottes, coupées en bâtonnets
- 1/3 de tasse de pousses de bambou, en bâtonnets
- 1/2 tasse de concombre, coupé en bâtonnets
- 3/4 de tasse de chou blanc, émietté
- 1/2 pomme à tarte, moyenne
- 1 c. à café de gingembre moulu
- 1 c. à café de succédané de sucre, sans calories
- 1 c. à café de gros sel, poivre
- 1/4 de tasse de vinaigre blanc
- 1 civette, coupée en fins morceaux
- 1 gousse d'ail, émincée
- 2 c. à soupe d'eau

Mélangez les épices au vinaigre et à l'eau. Ajoutez la civette et l'ail. Versez sur les légumes. Mélangez bien. Laissez reposer au réfrigérateur jusqu'au moment de servir. De préférence, cette recette se prépare la veille.

(Pour 1 personne)

DÎNER DU DIMANCHE

LOMI DE SAUMON

- 110 gr de saumon frais (sans arêtes ni peau)
- 2 c. à table d'oignon, haché
- 1 c. à soupe de civette, émincée, y compris le vert (ou ciboulette, au choix)
- 1/2 c. à café de gingembre frais ou moulu
- Sel et poivre
- 1/4 de c. à café de sauce Tabasco
- 1/4 de c. à café de jus de limette
- 1/2 tasse de tomate, hachée, pelée, épépinée
- 4 lamelles de citron

Enduisez le fond d'un plat épais à four de graisse végétale qui ne colle pas. Mettez le saumon dans le plat et déposez par-dessus l'oignon et la civette. Assaisonnez. Ajoutez le tabasco et le jus de limette. Recouvrez le plat d'une feuille d'aluminium et faites cuire au four pendant 25 minutes à 175°C. Si le jus de cuisson s'évapore, rajoutez de l'eau chaude. Enlevez la feuille d'aluminium. Ajoutez les tomates et faites cuire pendant 5 autres minutes. Servez pour garniture des lamelles de citron.

SALADE DE FÈVES DE SOJA GERMÉES

$^1/_2$ tasse de fèves de soja germées, fraîches et égouttées
1 c. à soupe de vinaigre
$^1/_8$ c. à café de gingembre frais, émincé
Sel
Trait de sauce Worcestershire

Mélangez tous les ingrédients. Servez très froid.

(Pour 1 personne)

ANANAS SURPRISE ALOHA

$^1/_2$ ananas, petit
$^1/_2$ tasse de papaye, en dés
1 c. à soupe de pelure de kumquat (confite)
1 c. à soupe de rhum (facultatif)
1 c. à café de succédané de sucre, sans calories

Creusez l'intérieur d'un demi-ananas pour former une cavité. Hachez la chair de l'ananas. Mélangez avec le papaye, la pelure de kumquat, le rhum et le succédané de sucre. Recouvrez de plastique transparent. Réfrigérez jusqu'à 20 minutes avant de servir.

(Pour 1 personne)

Pour la seconde semaine du régime international Scarsdale, répétez quotidiennement ces menus.

Après deux semaines du régime international Scarsdale, si vous voulez toujours perdre quelques kilos de plus pour atteindre votre poids normal, suivez d'abord le programme « Mangez et restez mince », puis revenez à l'un des régimes Scarsdale pendant deux semaines, peu importe lequel.

XII

Devenez un adepte du régime Scarsdale: vous aurez ainsi un régime équilibré pour toute votre vie

Vous trouverez ici conseils et suggestions pour une alimentation excluant toute matière grasse. Quelqu'un a déjà prétendu que le seul moyen pour perdre du poids était de s'en convaincre. C'est plus ou moins vrai, mais ce n'est pas suffisant. Le seul véritable moyen est de suivre les régimes Scarsdale.

• *Mâchez, mâchez, mâchez!* Je ne le répèterai jamais assez. Vous ne devez pas vous empresser de manger. Vous n'en profiteriez pas. En mâchant, vous apprécierez davantage chaque bouchée.

• *Au lieu de prendre une collation riche en calories,* conservez en tout temps, dans votre réfrigérateur, un bol plein de morceaux de carottes, de céleri en branches, de tranches de zucchini et de concombre, le tout trempé dans de l'eau. Si vous en préparez à l'avance, vous pourrez vous servir à volonté. Pour soulager votre faim, buvez des boissons gazeuses sans sucre, ainsi que du café ou du thé, sans lait ou crème et sans sucre. Vous pouvez en boire tout le temps.

• *Préparez une montagne* de salade en même temps: beaucoup de laitue, de tomates, de radis, de céleri, de carottes, de poivron vert. Ajoutez-y du jus de citron ou l'un des assaisonnements recommandés par le régime Scarsdale. Vous pouvez en mangez autant que vous voulez: cette salade ne contient pas de matière grasse et très peu de calories.

• *Évitez de vous servir une seconde fois.* Si vous mangez plus que prescrit, cela peut vouloir dire, en fin de compte, quelques kilos de plus. C'est une mauvaise habitude que de se servir une seconde fois. Tâchez de dire: « Non merci! » autant à vous-même qu'à votre hôtesse.

• *Un conseil pour éliminer le gras:* Servez-vous d'une paire de ciseau plutôt que d'un couteau pour enlever le plus de gras possible d'une viande crue ou refroidie.

• *Ayez toujours en tête votre but de maigrir* au lieu de penser à des mets riches, gras ou sucrés. Un chercheur a demandé à des femmes quels sont les mots qu'elles aimaient entendre. Au lieu du traditionnel « Je t'aime », la plupart ont répondu: « Tu as maigri! »

• *N'hésitez pas à vérifier la teneur en calories* des aliments censément « diététiques » ou à « faible teneur de calories ». On a, en effet, découvert que certains biscuits « diététiques » contenaient plus de calories que ceux ordinaires. On trouve certes des aliments à « faible teneur en calories », mais assurez-vous que ce soit vrai.

• *Rappelez-vous que le vin sec* ajoute du goût à la cuisine. L'alcool s'évapore mais le goût reste.

• *Au restaurant, commandez votre poisson* « grillé nature » avec seulement dessus un peu de citron ou de vin. Le poisson est bien meilleur et moins riche en calories et en matières grasses quand on ne le badigeonne pas de beurre, de margarine ou ne l'inonde d'huile.

• *Découpez vos aliments.* Vous en tirerez plus de satisfaction car vous mettrez plus de temps à les manger. Au lieu d'avaler une banane entière en une minute, coupez-la en tranches sur du fromage en crème ou en grains. Vous aurez ainsi un plat délicieux plutôt qu'une collation rapide.

• *Attention aux invitations à prendre le café.* Si votre voisine vous invite chez elle à venir prendre le café et à grignoter quelques biscuits, buvez son café mais oubliez ses biscuits. Dites-lui que vous suivez le régime Scarsdale. Toute bonne voisine comprendra que vous voulez éviter de prendre des calories.

• *Quand on vous sert,* recommandez poliment ce que vous voulez. Avant que l'hôtesse ne vous serve, dites-lui: « À peine, s'il vous plaît... Je ne suis pas une grosse mangeuse et je ne voudrais pas en laisser dans mon assiette! »

• *Remplacez le sucre par un succédané sans calories* et ayez-en toujours sur vous. Si, autrefois, vous buviez quatre tasses de café par jour en y mettant deux cuillerées à café de sucre par tasse, vous économisez 144 calories par jour avec un succédané.

• *Faites comme si les petits pains n'existaient pas* lorsque vous attendez qu'on vous serve au restaurant. Un petit pain beurré ajoute quelque 300 calories à votre repas!

• *Jouissez du goût piquant et frais des légumes* plutôt que de le dissimuler avec du beurre, de la margarine ou des sauces riches. Par exemple, six asperges cuites et assaisonnées de jus de citron ne contiennent qu'une vingtaine de calories, mais si vous y ajoutez une sauce au beurre fondu, leur teneur en calories peut monter jusqu'à 300!

• *Attention, en voyage, ne mangez pas trop.* Surcharger son estomac entraîne des troubles de digestion. Lorsque le beurre, les sauces, les jus de cuisson, les crèmes, les pâtisseries, la mayonnaise et autres aliments du genre contenant des œufs ou du lait restent trop longtemps exposés à l'air, ils deviennent des nids à bactéries. Dans les régions où la réfrigération fait défaut, ces aliments peuvent être contaminés. Si vous n'êtes pas certain que les fruits et les légumes frais que vous avez l'intention de commander n'ont pas été lavés à fond dans une eau « pure », il vaut mieux ne pas en manger et les remplacer par des fruits que vous pouvez peler vous-même, comme des bananes, des oranges ou des pommes. Dans certains pays, ne buvez que de l'eau mise en bouteilles scellées. Si vous n'avez pas l'habitude de la cuisine très épicée, n'en mangez pas afin d'éviter des ennuis d'indigestion ou pire encore.

- *Petit conseil d'une adepte des régimes Scarsdale:* Toute ma famille étant au régime Scarsdale, j'ai apposé un écriteau sur la porte du réfrigérateur: « Dans cette maison, aucun aliment n'est interdit. »

- *Évitez au restaurant les assaisonnements de salade trop riches.* Commandez votre salade sans assaisonnement et demandez à la place qu'on vous apporte des quartiers de citron et du vinaigre.

- *Combinez astucieusement vos repas.* Toutes les recettes du régime Scarsdale n'emploient que des ingrédients permis. Combinez vous-même les aliments proposés pour le déjeuner et le dîner. Par exemple, pour le déjeuner du jeudi, vous pouvez mélanger les œufs, les tomates à l'étuvée, la tranche de pain grillée et émiettée, ainsi que le fromage en grains pour en faire un « amour » d'omelette.

- *Emportez votre repas Scarsdale* dans un contenant ou dans un thermos si vous préférez manger au travail ou si vous pique-niquez. De cette manière, vous saurez que vous faites partie de la grande famille des adeptes du régime Scarsdale.

- *Lorsque vous n'avez plus faim, ARRÊTEZ!* Je n'insisterai jamais assez sur le fait qu'il est néfaste pour la santé de surcharger votre estomac, en plus de prendre du poids. Il a été dit que l'obésité était l'amende qu'on devait payer pour « excès de nourriture ».

- *Ne croyez pas qu'être gourmet,* c'est manger des aliments riches en corps gras. Le régime Scarsdale pour gourmets prouve le contraire. Deux des plus grands chefs du monde, les Français Paul Bocuse et Michel Guérard, ont apporté à la cuisine française, selon le magazine Time, « un nouvel air de fraîcheur et de simplicité ». Selon Bocuse, « la cuisine et le régime alimentaire diététique ne sont plus contradictoires ». Deux des règles d'or de la cuisine de ces chefs sont « Pas de beurre, pas de crème! »

• *Assurez-vous que votre poêle* est faite d'un matériau qui ne colle pas ou alors utilisez un enduit végétal antiadhésif plutôt que de l'huile ou du beurre, pour que les aliments n'attachent pas au fond. Pour faire revenir ces derniers dans la poêle, vous pouvez utiliser du bouillon ou du vin sec.

• *Réjouissez-vous de perdre du poids.* Vous êtes en bonne compagnie si j'en juge par le courrier et les appels téléphoniques que je reçois. Lorsque vous mangez à l'extérieur, il ne vous est pas difficile de vous en tenir à votre régime Scarsdale. Partout, aujourd'hui, vous pouvez commander un soda avec citron au lieu d'un « long drink ». Vous pouvez prendre un plat recommandé, comme du poulet ou du bifteck grillé, de l'agneau rôti ou une côtelette grillée, au lieu d'un plat particulièrement riche et plein de sauce qui est la spécialité du chef. « Peut-être la prochaine fois... Pour l'instant, je suis le régime Scarsdale! »

• « *Une photo m'a fait peur!* » raconte une adepte du régime Scarsdale. « Je me suis vue, un jour, en maillot de bain sur une photo instantané. Je décidai de prendre une autre photo dans le même maillot deux semaines plus tard. Ça valait la peine d'attendre! »

• « *Il faut que je combatte mon rhume...* » Voilà l'excuse qu'invoquent certains obèses pour manger des aliments défendus. En fait, le rhume et la fièvre coupent l'appétit. Il n'est pas recommandé de se gaver d'aliments trop riches.

• *Attention quand vous regardez la télévision!* Méfiez-vous des collations prises devant la télévision: croustilles, pretzels, cacahouètes, bière. À la place, ayez à portée de la main l'indispensable bol de légumes frais: carottes, branches de céleri, brocoli, chou-fleur, poivron vert, tomates; ainsi que des sodas diététiques et des quartiers de limette ou de citron. Un couple au régime m'ont affirmé qu'ils faisaient du macramé et du tricot « pour occuper leurs mains et ne pas les plonger tout le temps dans les bols à collation, en regardant la télévision en compagnie des enfants ».

• *Bougez, marchez!* Le conseil qu'un bon médecin doit donner se résume à ceci: « Ne vous couchez pas si vous pouvez vous asseoir... ne vous asseyez pas si vous pouvez rester debout... ne restez pas debout sans bouger si vous pouvez marcher. » Une bonne marche vous fait non seulement dépenser des calories, mais elle vous aide à mieux jouir de la vie.

• *Mangez selon vos besoins!* Un jeune homme dans la vingtaine, de grande taille, a réduit son poids de 118 à 84 kg. Non seulement l'excellence de son régime y est pour quelque chose mais aussi son changement d'attitude. « J'ai fini par me rendre compte que les aliments riches en matières grasses et en hydrates de carbone me faisaient engraisser et me rendaient malade. J'avais toujours le visage bouffi, mon ventre débordait, mon dos me faisait mal. Aussi me suis-je dit: « Pourquoi endurer tous ces malaises? Pour de la crème glacée, des sucreries et des matières grasses dont je m'empiffre? C'est stupide! » Je me suis donc mis au régime, j'ai commencé à nager à la piscine municipale pendant une heure tous les soirs. Mon visage est redevenu normal et mon mal de dos a disparu. Maintenant, quand je vois un mets trop riche, ma réaction instinctive est de l'écarter. Par contre, la réaction des femmes devant ma transformation est plus flatteuse. »

• *Sachez ce que vous mangez.* Les gens obèses se gavent de nourriture sans même s'en rendre compte. Un jour, un vieil ami, grand et corpulent, bavardait au bar en attendant qu'il y ait une place libre dans la salle à manger du restaurant. À portée de la main, il y avait un bol plein de cacahouètes. Un moment plus tard, sa femme lui fit remarquer qu'il avait vidé tout le bol. « Bon sang! s'écria-t-il, je ne m'en suis même pas aperçu! » Faites attention et encore attention!

• *Servez-vous de bouillon instantané,* cela vous aidera. En quelques secondes, vous pouvez mélanger à de l'eau du bouillon de poulet, de viande, de poisson ou de légumes, sous sa forme instantané. Dans la cuisson ou sur votre poêle, il permet de ne pas utiliser de beurre, de margarine, d'huile ou autres matières grasses. Si vous désirez en réduire le taux de sel, doublez le volume d'eau indiquée sur le sachet et ajoutez un trait d'assaisonnement, par exemple de la sauce Worcestershire.

• *Oubliez les desserts trop riches* comme la crème glacée, les gâteaux, les poudings, les tartes. Pensez aux *fruits:* une appétissante coupe de fruits non sucrés, une tranche de melon, un demi-pamplemousse, une orange en quartiers ou une pomme, une pêche, une poire, une prune, une banane tranchée, ou d'autres fruits entourés de gélatine. Ils sont très agréables à manger et satisfont pleinement votre envie de « sucré ».

• *Ajoutez à vos mets des saveurs dépourvues de calories.* Donnez du goût à vos mets en y ajoutant des herbes, des épices, des assaisonnements divers (vous en trouverez des dizaines dans la section des notes médicales), du vin sec, des échalotes, des champignons, des légumes et des salades.

• *Le régime en bonne compagnie.* Comparer le tableau quotidien de votre régime Scarsdale avec celui d'un membre de votre famille, d'un ami ou de toute autre personne qui suit ce régime en même temps que vous peut vous aider. Je connais des membres d'un club de tennis local qui apportaient dans des sacs de papier leur repas diététique, le mangeaient près des courts et s'amusaient ensuite à comparer leur poids. L'un d'eux ne put s'empêcher de remarquer: « Plus nous maigrissons, meilleur est notre moral. »

• *Tâchez de conserver le poids qui vous convient.* Jamais plus, jamais moins. Certaines personnes sont si heureuses d'avoir perdu du poids qu'elles veulent continuer de maigrir, au lieu de le stabiliser.

• *Récompensez-vous* à la fin des deux semaines de votre régime Scarsdale, non seulement en adoptant le programme « Mangez et restez mince » ou en revenant à vos repas habituels si vous avez atteint le poids que vous souhaitiez, mais aussi en vous offrant quelque chose dont vous avez envie:

un livre, une cravate ou une écharpe neuve, un billet de théâtre. Ce sera une récompense qui marquera d'une pierre blanche le succès de votre régime. Il vous aura permis de perdre du poids et de prendre quelques bonnes habitudes dans l'art de bien manger.

• *Ne regardez pas en arrière!* Certains obèses prétendent qu'étant donné qu'ils n'ont jamais réussi auparavant à suivre un régime, ils n'ont pas plus d'espoir pour l'avenir. Méditez les sages paroles de Confucius: « Ce qui est passé ne peut être changé... Pour l'avenir, chacun peut toujours y pourvoir. »

• *Nous avons fait notre possible pour que votre programme Scarsdale soit simple, efficace et agréable.* Ainsi, vous ne trouverez nulle part une recette de poisson meilleure que celle du poisson froid poché Natalia à la moutarde sauce Henri, recette que vous trouverez dans le régime pour gourmets. Vous et vos amis aurez bien du mal à croire que ce genre de recettes ne contient que peu de matières grasses, d'hydrates de carbone et de calories. Et pourtant!

• *N'hésitez pas à consulter les régimes spéciaux.* Si vous avez un problème médical spécifique, vous et votre docteur trouverez des renseignements utiles dans les notes médicales à la fin du livre. Vous y trouverez notamment:

— les aliments permis dans les régimes pauvres en sodium;
— les aliments défendus dans les régimes pauvres en sodium;
— les assaisonnements, épices et herbes permis dans les régimes pauvres en sodium;
— les aliments riches en potassium;
— les régimes antiallergiques;
— les aliments à faible teneur en hydrates de carbone, à l'intention des diabétiques;
— le régime au riz;
— les aliments riches en cholestérol à éviter;
— les aliments riches en hydrates de carbone à éviter;
— le petit guide des aliments à haute teneur en cellulose, qui, grâce à leurs fibres, sont faciles à éliminer.

XIII

Si vous avez suivi le régime Scarsdale, voici d'autres renseignements

Pour tous ceux d'entre vous qui suivent ou vont suivre le régime alimentaire diététique Scarsdale, ce chapitre sera particulièrement important. Ne le laissez pas de côté. Il est souhaitable d'être un adepte bien informé, un peu comme un malade qui l'est aide à sa guérison.

Au chapitre V, nous avons répondu à la plupart de vos questions sur le régime Scarsdale. Les réponses que vous trouverez dans ce chapitre ne concernent pas seulement les régimes Scarsdale proprement dits ni le bien-être que vous pouvez en tirer, mais aussi la façon de s'y prendre pour suivre un régime. Elles peuvent vous aider à conserver le poids qui vous convient actuellement et à prendre de bonnes habitudes alimentaires, afin que vous restiez mince pour le restant de votre vie.

La plupart de ces questions, qui ne me seraient jamais venues à l'idée, m'ont été posées non pas une mais plusieurs fois. Les six premières, en particulier, méritent qu'on s'y arrête.

Q. *Le déjeuner du mercredi du régime Scarsdale comprend du thon. Puis-je mélanger des carottes et du céleri à celui-ci?*

R. Cette question, posée par téléphone, me vient d'une Canadienne. Par la suite, j'en ai reçu de semblables qui me sont parvenues de villes aussi différentes que Cleveland, Washington et... Scarsdale. Cette question a l'air simple mais, en fait, elle ne l'est pas. Elle résulte d'une mauvaise interprétation du régime Scarsdale dans certains journaux, interprétation qui laisse croire à plusieurs personnes que toute modification, si minime soit-elle, apportée au régime en détruirait toute la « chimie ».

Le régime alimentaire diététique Scarsdale représente une combinaison soigneusement mise au point, efficace et saine, de protéines, de matières grasses et d'hydrates de carbone. Sa grande qualité réside dans le fait qu'il est facile à suivre. Vous n'aurez pas faim en l'observant et vous perdrez du poids.

Mais ce n'est pas de l'alchimie (mélangez bien deux zucchini, un cœur de crapaud, une pincée de thon, etc.). Non, ce n'est pas ça! Il s'agit plutôt d'une combinaison équilibrée d'aliments sains, une combinaison du « juste milieu », mais pas celle d'une formule chimique. Mélanger des carottes et du céleri avec du thon ne tire donc pas à conséquence.

Q. *Toute ma vie, j'ai cru que l'aliment par excellence était le lait. Pourquoi n'en trouve-t-on pas dans le régime Scarsdale?*

R. Cette question m'a été posée aussi bien par des médecins que par des patients. Le lait est un très bon aliment. Mais il existe un certain mythe sur la quantité dont nous avons réellement besoin. De nombreux nutritionnistes, dont le docteur Mark Hagsted, de l'université Harvard, en sont arrivés à la conclusion que notre corps n'a pas besoin d'autant de calcium que nous le pensions autrefois.

Il y a plus encore. Des études récentes et convaincantes ont montré que, chez de nombreuses personnes, la faculté de digérer le lactose se perd bien avant l'adolescence, ce qui leur occasionne des malaises intestinaux à cause de la fermentation du lactose dans le côlon. Fait significatif, les élèves officiers de la Marine américaine n'ont pas le droit de boire du lait au cours des 11 semaines de leur entraînement.

Le docteur John Farquhar, membre du service de prévention des maladies de cœur de Stanford, dans son ouvrage intitulé *The American Way of Life*, écrit: « Étant donné qu'un fort pourcentage de gens ne peuvent digérer convenablement le lactose, il est absurbe de promouvoir l'absorption non contrôlée du lait. Même ceux qui ont encore la chance de sécréter l'enzyme qui le leur permet feraient bien de diminuer la quantité des produits laitiers qu'ils ingèrent. A moins qu'ils ne limitent leur apport quotidien à du lait écrémé ou à du fromage en grains à faible teneur en gras, les gens absorbent ainsi beaucoup trop de matières grasses, ce qui est nuisible à leur santé. »

À la fin des deux semaines du régime Scarsdale, continuez à ne boire que du lait écrémé ou à faible teneur en gras si vous y avez pris goût. Le fait de n'avoir pas bu de lait pendant deux semaines ne représente aucun danger pour votre santé. En fait, si vous buviez trop de lait avant d'entreprendre votre régime, le changement ne peut que vous être bénéfique.

Q. *Comment m'y prendre avec une adolescente obèse?*

R. J'ai toujours de la peine quand je vois des jeunes gens obèses. On leur a sans doute donné ou permis de prendre de mauvaises habitudes alimentaires. Si on mettait à leur disposition une collation avec des carottes, du céleri et des fruits frais, ils apprendraient vite à les aimer au lieu de se gaver d'aliments trop sucrés. Commencez dès maintenant, tandis que vous suivez vous-même le régime Scarsdale, à corriger les habitudes de votre fille.

Q. *Dans ma famille, nous sommes tous obèses. Quel avantage aurais-je à suivre le régime Scarsdale?*

R. Dire que l'obésité est une tare constitue un mythe des plus tenaces en matière d'alimentation. Enlevez-vous cette idée de la tête. Certes, il existe quelques rares cas d'obésité héréditaire dont nous connaissons mal le mécanisme. Je dis bien de rares cas. Si tous les membres d'une même famille sont obèses, il y a de fortes chances que ce soit parce que toute la famille mange trop.

Il est facile de prévenir l'obésité. Vous trouverez ici même, dans le régime Scarsdale et dans le programme « Mangez et restez mince », les moyens de la guérir. Évidemment, pour ceux qui ont passé leur vie à trop manger, ce sera plus difficile de s'habituer à un comportement plus raisonnable qu'ils devront suivre le reste de leur vie.

J'aimerais rappeler ici à mes patients l'aspect bénéfique du régime. Heureusement pour nous tous, la graisse en excédent peut être réduite en toute sécurité et assez rapidement en suivant le régime qui convient. Lorsqu'on diminue le nombre de calories, le corps va chercher celles-ci dans l'excès de graisse et non dans les organes vitaux de notre corps. Celui-ci fait naturellement ses sélections, ne touche pas à ce qui lui est essentiel et se débarrasse d'abord du superflu.

Q. *Quelle est l'origine du régime alimentaire diététique Scarsdale?*

R. Comme je l'ai déjà mentionné, j'ai pratiqué la médecine pendant plus de 40 ans à Scarsdale (N.Y.). Mon cabinet est situé au Centre médical Scarsdale que j'ai fait construire il y a environ vingt ans. Le régime tire donc son nom de Scarsdale, sans autre signification particulière.

Q. *Si j'abandonne le sel, est-ce que je perdrai du poids?*

R. Couper le sel ne vous fait pas maigrir puisqu'il ne contient aucune calorie. Mais l'excès de sel peut accroître la rétention des liquides. Certaines personnes devraient suivre un régime sans sel. (Voir les conseils sur la congestion cardiaque à la section « Notes médicales » à la fin du livre.)

Q. *Quels sont les conseils que vous suggérez pour prévenir les troubles de santé et pour rester en forme?*

R. Je limiterai ma réponse à ce que devraient faire les adolescents et les adultes. Il faudrait se soumettre à trois examens médicaux entre 13 et 30 ans, trois autres dans la décade qui suit, et après 50 ans, il serait souhaitable de passer un examen annuel.

Cet examen doit comprendre:

1) l'étude détaillée du dossier médical;
2) un examen physique complet;
3) une radiographie pulmonaire, un électrocardiogramme, une analyse d'urine, une énumération des hématies et une analyse sanguine.

Il est hors de propos dans cet ouvrage de décrire comment ces examens médicaux contribuent à établir un diagnostic et à préparer un traitement. Qu'il suffise de mentionner que les médecins souhaitent le plus souvent possible d'avoir à leur disposition des éléments de comparaison. Il est possible d'identifier des troubles métaboliques (comme l'obésité, un taux élevé de cholestérol, etc.) à leur stade préliminaire et on peut à ce moment-là les soigner efficacement. Occasionnellement, au cours de ces examens, on découvre de l'hypertension, une forme de diabète et une foule d'autres anomalies. Votre médecin doit vous connaître et connaître votre famille. Cela lui sera une aide précieuse et vous en serez le premier bénéficiaire, par exemple lorsqu'il existe dans votre famille une « faiblesse » génétique ou métabolique qu'il découvrira lors d'un examen de routine.

Q. *J'ai toujours aimé le sucré et je n'ai jamais pu m'en passer. Que me suggérez-vous de faire?*

R. Voilà un autre mythe populaire! Un de mes amis dentiste l'a qualifié de « mythe de la mère ». Buvez un soda diététique quand vous avez envie de sucré. Mangez des carottes et du céleri quand vous avez envie de pâtisseries.

Q. *Dois-je éviter de boire de la bière quand j'essaie de perdre du poids?*

R. Oui, quand vous suivez le régime Scarsdale, tenez-vous-en à ses principes de base. Lorsque vous reprenez votre régime normal et que vous suivez le programme « Mangez et restez mince », n'oubliez pas que la bière est riche en calories. Comme vous le verrez dans le tableau relatif aux calories, aux protéines, aux lipides et aux hydrates de carbone, au chapitre XIV, la bière « à faible teneur en calories » est moins riche que la bière ordinaire (150 calories).

Q. *Dois-je manger ma tranche de pain protéiné telle quelle ou puis-je l'émietter sur d'autres aliments?*

R. Mangez votre tranche de pain comme vous voulez. Par exemple, vous pouvez suivre la délicieuse recette des croûtons, qui paraît à la fin du régime végétal.

Q. *Je me sens fautif car, au petit déjeuner en famille, je me suis laissé aller à manger trois petits pains au lait et six tranches de pain grillé beurré. Que dois-je faire? Dois-je mourir de faim pendant quelques jours?*

R. Nous avons tous nos faiblesses. Heureusement, votre écart n'est pas catastrophique. Recommencez avec la détermination d'aller jusqu'au bout.

Q. *Ayant eu des crampes d'estomac, j'ai arrêté le régime. Comment puis-je empêcher ces crampes et maigrir quand même?*

R. Il n'est pas rare de souffrir de crampes d'estomac quand on change ses mauvaises habitudes alimentaires pour suivre un régime plus strict. Il faut parfois plusieurs jours pour que ce symptôme disparaisse mais, ne vous en faites pas, votre métabolisme se fera à ce changement. Entre-temps, si vous vous sentez fébrile par moments, mangez un fruit frais, une poire, une pêche ou tout autre fruit de saison.

Q. *J'ai invité une cliente à un déjeuner d'affaires et à cette occasion j'ai bu un martini et mangé un dessert. Le résultat, quelques kilos de plus! Que dois-je faire?*

R. Votre cliente est très certainement une personne sensée. Tout ce que vous avez à faire est de lui commander tout ce dont elle a envie et de lui expliquer pourquoi vous ne buvez qu'un soda diététique et ne mangez pas beaucoup.

Q. *Ma meilleure amie est un vrai cordon-bleu qui entasse la nourriture dans mon assiette. Nous mangeons souvent ensemble chez elle et je ne veux pas la chagriner en ne mangeant pas ce qu'elle me sert. Que dois-je faire?*

R. Tous, à l'occasion, nous retombons dans nos erreurs. Expliquez à votre amie que vous aimeriez avoir de petites portions pour pouvoir maigrir. Il y a quelques années, je suis allé en France avec un éditeur très connu qui était en convalescence. Je lui ai permis de goûter à tous les plats dont il avait envie mais de n'en manger que très peu. Je vous donne le même conseil.

Q. *J'ai maigri d'une façon extraordinaire grâce à votre régime mais, depuis peu, j'ai abordé ma ménopause et je me suis remise à trop manger. Que puis-je faire?*

R. La ménopause est parfois une période difficile à traverser pour certaines femmes, mais il n'y a aucune raison de grossir à cause de celle-ci. Surveillez votre régime.

Q. *Depuis que j'ai commencé à prendre des pilules anticonceptionnelles, mon appétit s'est accru. Comment contrôler ma faim?*

R. Il est difficile d'admettre que les pilules anticonceptionnelles aient une influence quelconque sur votre appétit. Vous vous en servez certainement comme excuse.

Q. *Quand je suis à la diète, je deviens nerveuse et mon mari me dit: « Je préfère te voir grosse plutôt qu'irritée! » Avez-vous des suggestions?*

R. Vous devriez pouvoir suivre votre régime sans devenir énervée. Je suis sûr que votre mari aimerait vous voir attrayante, mince et de bonne humeur. Les régimes de ce livre vous y aideront.

Q. *Après quelques jours de diète, j'ai commencé à me sentir lasse et étourdie. Est-ce le fruit de mon imagination?*

R. Parfois les gens se plaignent des symptômes que vous ressentez, mais ils ne sont que passagers. Entre-temps, n'hésitez pas à prendre un fruit qui aidera à augmenter votre taux de sucre dans le sang et vous permettra ainsi de mieux vous sentir.

Q. *Pour soulager mon rhume et ma gorge irritée, j'ai mangé des bonbons et pris de la crème glacée. Aurais-je dû faire quelque chose d'autre?*

R. Je vous suggère de prendre à la place du thé au citron ou à la menthe, avec un succédané de sucre.

Q. *J'ai suivi mon régime et perdu un demi-kilo par jour, du lundi au jeudi. Puis j'ai tout laissé tomber pendant mes sorties du week-end. Avez-vous une solution à me proposer?*

R. Votre anxiété est commune à bien d'autres gens. Si vous n'arrivez pas à suivre le régime Scarsdale durant le week-end, je vous suggère, pour ces jours-là, de vous en tenir aux règles du programme « Mangez et restez mince ».

Q. *J'ai perdu beaucoup de poids grâce à votre régime et ma mère, angoissée, m'a dit: « Tu es maigre, tu vas tomber malade! » Que dois-je lui répondre?*

R. Votre mère réagit selon son instinct maternel. Beaucoup de mères confondent amour et nourriture en ce qui concerne leurs enfants. Si vous avez actuellement atteint le poids qui vous convient, elle n'est tout simplement pas habituée à votre nouvelle silhouette.

Q. *J'ai pris du poids depuis mon accouchement. Peut-être que, depuis, mon métabolisme s'est modifié ou que quelque chose d'autre a changé en moi car je n'ai pas la volonté de suivre mon régime. Est-ce que je ne suis plus comme avant?*

R. C'est très possible. Il arrive parfois que le métabolisme d'une femme se modifie après un accouchement. Vous devriez consulter votre médecin pour savoir à quoi vous en tenir.

Q. *J'ai perdu 8 kg au cours des deux semaines du régime et j'en ai encore 9 à perdre. Mais je me sens faible et étourdie. Que me recommandez-vous?*

R. Un peu d'exercice, comme la marche, la natation, le tennis ou tout autre sport, vous aidera à surmonter la faiblesse et le vertige que vous ressentez.

Q. *Une de mes amies m'a dit que je restais grosse parce que n'étant pas attirante, j'en prenais prétexte pour refuser de faire l'amour. Est-ce vrai?*

R. Votre amie a peut-être raison. Mais c'est à vous qu'il revient de bien vous connaître.

Q. *Quand je me pèse le matin sur la balance et que je constate que j'ai perdu un kilo ou presque, je mange plus ce jour-là. Comment me mieux contrôler?*

R. Pour ma part, je me pèse tous les jours pour savoir si je peux tricher. Je ne vois aucune restriction à ce que vous passiez outre aux conseils du programme « Mangez et restez mince » en autant que vous ayez atteint le poids qui vous convient. Atteignez donc le poids que vous vous êtes fixé avant de commencer à tricher.

Q. *J'ai perdu 9 kg et je dois encore en perdre 7. Cependant la peau de mon visage semble se flétrir. Est-ce que des exercices faciaux ou quelque chose d'autre peuvent m'aider?*

R. La peau ternie à la suite d'une importante perte de poids reprendra son éclat après un certain temps.

Q. *Dans la seconde semaine de mon régime, après avoir perdu un demi-kilo par jour et tout en continuant à bien observer le régime, j'ai atteint un plateau les trois derniers jours. Pourquoi?*

R. C'est un phénomène qui arrive à certaines personnes et qu'on surmonte en continuant de suivre le régime alimentaire diététique Scarsdale et ses principes de base. Assurez-vous que vous ne « trichez » pas en mangeant des aliments défendus ou en surchargeant votre estomac avec des portions trop généreuses qui provoquent souvent cette stagnation.

Soyez patiente. Suivez le régime scrupuleusement pendant les deux semaines recommandées, puis observez le programme « Mangez et restez mince » pendant deux autres semaines et revenez ensuite à l'un des régimes Scarsdale. Continuez le programme « Deux semaines sans régime — deux semaines avec régime » jusqu'à ce que vous ayez atteint le poids désiré.

Q. *Je prends des pilules diurétiques pour mon hypertension et mon docteur m'a recommandé de boire quotidiennement du jus d'orange. Est-ce que cela ne va pas nuire à ma diète?*

R. Cette perte de potassium qu'on subit parfois en prenant des pilules diurétiques est largement compensée par les nombreux aliments riches en potassium que nous recommandons. Il est sans danger que vous buviez un peu de jus d'orange si vous en avez vraiment besoin.

Q. *J'ai abandonné la cigarette et me voilà tout le temps en train de grignoter. Devrais-je recommencer à fumer?*

R. Surtout pas. Je vous suggère de vous servir d'une cigarette factice pour surmonter cette habitude d'avoir toujours quelque chose à la bouche. Vous pouvez évidemment mâcher des carottes et du céleri pour vous aider.

Q. *Arrêter de fumer fait-il grossir?*

R. Non, il n'est pas vrai qu'une personne qui cesse de fumer prenne du poids. Si vous avez envie de manger quelque chose pour calmer votre nervosité, je vous recommande d'avoir à portée de la main la collation que j'ai déjà recommandée.

Q. *Je cuisine beaucoup car je dois préparer pour ma famille nombreuse des tas de plats nourrissants. Comment puis-je m'empêcher de goûter aux plats et ainsi de déséquilibrer mon régime?*

R. *Goûtez* à tout mais ne *mangez* rien, comme je l'ai recommandé à cet éditeur dont je vous ai parlé.

Q. *Dans les affaires, ma seule détente est de prendre des repas copieux. Comment puis-je m'en passer?*

R. Essayez le régime Scarsdale pour gourmets ou le régime international. Il n'y a aucune raison pour que vous ne mangiez pas des mets exotiques et appétissants. Le tout est qu'ils ne soient pas riches en calories.

Q. *Lorsque des membres de ma famille laissent des restes de nourriture dans leur assiette, je ne peux me décider à jeter tant de bonnes choses et je les mange. Pouvez-vous me conseiller?*

R. L'inclination qu'on ressent à finir les restes d'un plat est naturelle. Mais c'est une mauvaise habitude qu'on ne peut combattre qu'avec beaucoup de volonté. Pour ma part, je suggère de toujours laisser quelque chose dans son assiette.

Q. *Durant la journée, je m'en tiens à mon régime facilement mais, au dîner, quand ma femme pose devant moi un dessert, je ne peux résister. Comment puis-je lui dire: « Non merci! » sans lui faire de la peine?*

R. Ce n'est pas une mince affaire que de préparer un dessert riche en sucre. Expliquez à votre femme que vous préféreriez qu'elle prépare l'un des desserts faibles en calories, tout aussi appétissants, que nous avons énumérés dans les divers régimes Scarsdale (à la fin de vos deux semaines de RAD Scarsdale).

Q. *Après une semaine de régime et après avoir perdu du poids, j'ai remarqué des crevasses et de petites taches sur ma langue. Est-ce dû au régime?*

R. Il est possible que ces crevasses et ces taches sur votre langue soient causées par une allergie à l'un des aliments que vous mangez. Vérifiez-le. Assurez-vous également qu'elles n'y étaient pas avant votre régime et qu'elles ne vous soient pas une excuse pour abandonner le régime.

Q. *Au moins une fois par jour, j'ai l'impression que, si je ne mange pas quelque chose de sucré, je vais m'évanouir. Que me conseillez-vous pour me faire passer cette envie?*

R. Il est fort possible que vous ayez habitué votre corps à un besoin constant de sucre. Je suis certain que, si vous mangiez un fruit frais, qui contient un genre de sucre appelé fructose, cette envie vous passerait.

Q. *Je viens de passer trois semaines de convalescence après une grave maladie. J'ai beaucoup mangé et grossi. Est-ce sans danger pour moi que de suivre votre régime d'amaigrissement?*

R. C'est non seulement sans danger, mais c'est hautement souhaitable!

Q. *Je suivais votre diète avec succès mais je suis devenu constipé. Pour y remédier, j'ai mangé des aliments très consistants qui m'ont fait grossir. Comment résoudre ce problème?*

R. Vous n'avez pas à vous bourrer d'aliments consistants pour pallier la constipation. Voyez la liste des aliments recommandés dans votre cas, à la section des notes médicales. Avec l'âge, il n'est pas rare qu'on ait besoin de prendre tous les jours un purgatif. J'ai des patients qui ont pris, pendant plus de 30 ans, une infusion de séné et obtenu de bons résultats.

Q. *Je pèse 13 kg de trop selon le diagramme du poids et de la taille. Je me sens pourtant parfaitement bien. Pourquoi devrais-je maigrir?*

R. Un excédent de 13 kg représente un fardeau dangereux. Il ne fait aucun doute que vous vous sentiriez bien mieux encore si votre poids était celui qui vous convenait.

Q. *Mon mari me dit que je m'affaiblirais si je perdais du poids et, qu'avec notre maison pleine d'enfants, je dois rester forte. A-t-il raison?*

R. L'obésité n'est pas ce qu'il y a de mieux pour s'occuper de la maison et d'une ribambelle d'enfants turbulents. Vous vous sentirez plus forte si vous êtes mince.

Q. *J'avais l'intention de suivre le régime mais mon patron prétend que les gens aiment les hommes gros. Êtes-vous d'accord avec lui?*

R. Je m'étonne de l'avis de votre patron et j'espère qu'en affaires, il a plus de discernement. Aujourd'hui, on admire plutôt les hommes minces, forts et élégants.

Q. *J'ai commencé à suivre votre régime alors que je pesais 63 kg avec l'intention d'en peser 54 kg. Je suis heureuse d'être descendue à 57 kg mais, après être revenue pendant quatre jours au régime d'alimentation diététique Scarsdale, j'ai plafonné à 56 kg. Une amie soupçonne une « rétention de liquides ». Qu'en pensez-vous?*

R. Il est possible que vous souffriez de la déficience physiologique à laquelle votre amie fait allusion. Consultez votre médecin qui vous prescrira probablement un diurétique pour y pallier. Vous perdrez ainsi le reste de votre poids en excédent soit par le médicament diurétique prescrit, soit en continuant le RAD Scarsdale pendant une autre semaine.

Q. *J'ai 46 ans et plusieurs de mes amis font du jogging et de la course à pied tous les jours en guise d'exercice. Serait-il souhaitable que je me joigne à eux?*

R. Je vous déconseille fortement de faire du jogging à votre âge. Il n'est pas rare que des gens ayant dépassé la quarantaine ressentent des malaises aux genoux, aux pieds et aux jambes à la suite de ce genre d'exercice. Sans compter qu'il faut une heure de jogging pour perdre 600 calories. Il est plus facile de perdre du poids en suivant un régime approprié. Des recherches sérieuses ont montré qu'il nous faut dépenser environ 300 calories par jour dans une activité physique quelconque. La marche, la natation, le golf et le tennis sont autant de choix judicieux.

Q. *Je suis trop gros et je suis heureux quand je perds du poids. Je dors 10 heures par nuit et je fais une petite sieste dans l'après-midi. On m'a suggéré de moins dormir. Êtes-vous d'accord?*

R. Vous ne m'avez pas donné assez de renseignements concernant votre âge, votre métier ou votre profession et d'autres détails importants pour que je puisse répondre à votre question en toute connaissance de cause. Je recommande souvent une petite sieste l'après-midi aux hommes d'affaires de plus de 60 ans. Dix heures de sommeil, c'est beaucoup mais il y a des gens dont le tempérament ne peut se passer de moins. Le nombre d'heures de sommeil nécessaire varie avec chaque individu, mais il ne fait aucun doute que, si vous restez éveillé et actif, vous dépensez plus de calories que si vous dormiez.

Q. *J'ai maigri grâce à votre régime mais pas aussi vite que je l'aurais souhaité. Je crois que mon métabolisme fonctionne mal. Est-ce la cause qui m'empêche de maigrir aussi rapidement que mes amis qui suivent le même régime?*

R. Il est possible que vous souffriez d'un désordre métabolique ou endocrinien (dont sont atteints environ 5 pour cent des gens). Votre médecin de famille vous aidera à résoudre facilement ce problème.

Q. *J'ai perdu bien des kilos grâce à votre régime. Pourrais-je perdre du poids encore plus vite si j'y ajoutais des exercices quotidiens fatigants?*

R. Les exercices exténuants, c'est bon pour les jeunes. Comme je l'ai déjà dit, je ne recommande à personne de plus de 40 ans d'en faire à moins d'être en condition physique parfaite et d'en avoir l'habitude. Je crois également qu'il est important d'éviter les exercices qui vous donnent des muscles imposants à moins de pratiquer un métier qui exige beaucoup d'activité musculaire. Faites des exercices, mais dans les sports qui vous conviennent.

Q. *Avez-vous déjà eu un problème de poids et, si oui, comment l'avez-vous résolu?*

R. Je n'ai jamais eu de problèmes de poids vraiment sérieux. Mais je sais que je peux grossir facilement si je ne suis pas les règles du programme « Mangez et restez mince ». Je me pèse tous les jours pour voir si je peux tricher. Chaque jour également, j'ai recours au déjeuner de remplacement Scarsdale.

Q. *Lors de mon deuxième régime Scarsdale, quand je le remplace par le régime pour gourmets, le régime économique, le régime* *végétal ou le régime international, puis-je en substituer un jour pour un autre si j'en ai envie?*

R. Oui, à condition que ce soit toujours le même jour: par exemple, le lundi du régime végétal pour le lundi du régime pour gourmets, etc.

Q. *Je n'ai jamais beaucoup mangé au petit déjeuner. Puis-je manger ma tranche grillée de pain protéiné comme collation entre deux repas ou même à un repas?*

R. Certainement.

Q. *J'ai perdu 9,5 kg grâce à votre régime. D'autre part, j'ai souffert de psoriasis pendant 16 ans et il a disparu au cours de mon régime. Est-ce normal?*

R Bien des gens ont affirmé que leurs problèmes de peau avaient disparu en même temps que leur excès de poids. Ce résultat n'est pourtant pas forcément provoqué par le régime.

Q. *J'était un bébé plutôt gras. J'ai lu quelque part que certaines personnes accumulaient des « cellules de graisse » et ne pouvaient maigrir. Est-ce que le RAD Scarsdale peut résoudre ce problème?*

R. Qu'ils aient eu ou non un excédent de « cellules de graisse », bien des gens obèses ont réussi à maigrir en suivant le régime.

Q. *Mon mari affirme qu'il est « naturellement gros » et qu'il lui est donc impossible de perdre du poids. Est-ce vrai?*

R. Je doute qu'on puisse être « naturellement gros » car j'ai rencontré maints obèses qui ont réussi à maigrir grâce aux régimes Scarsdale. Si votre mari souffre d'un désordre métabolique ou d'un autre trouble qui cause son obésité, son médecin doit pouvoir l'aider à le contrôler.

Q. *Que pensez-vous des aliments à haute teneur en cellulose?*

R. Les aliments à haute teneur en cellulose sont excellents, mais certains sont riches en calories. De toute façon, ils ne possèdent aucune propriété magique. Voyez la rubrique « Aliments à haute teneur en cellulose », à « Constipation », de la section des notes médicales.

Q. *Ma fille a 14 ans et est beaucoup trop grosse. Est-ce bien pour elle de suivre le RAD Scarsdale?*

R. Je préfère que les jeunes gens et les jeunes filles suivent un régime sous la surveillance personnelle de leur médecin.

Q. *Quand j'étais plus jeune, tous les membres de ma famille étaient obèses. Comment puis-je éviter à mes enfants d'être victimes de cette maladie?*

R. En leur montrant le bon exemple. Préparez des plats qui sont simples. Restez mince. N'insistez pas pour qu'ils finissent tout ce qu'il y a dans leur assiette.

Q. *Si je perds 9 kg grâce au RAD Scarsdale, est-ce que je ne vais pas me sentir fatiguée et faible?*

R. Non, c'est exactement le contraire. Perdre 9 kg d'excédent de poids augmentera vos forces et votre résistance, un peu comme si vous déposiez un sac d'épicerie du même poids que vous auriez porté pendant un bout de chemin.

Q. *J'ai entendu dire que les relations sexuelles font dépenser plus de calories que n'importe quelle autre activité. Est-ce vrai?*

R. Profitez-en mais, si vous êtes obèse, ne comptez pas là-dessus pour perdre du poids. Les relations sexuelles, c'est bien, mais si vous mangez une seule petite pomme ensuite, vous reprenez toutes vos calories.

Q. *J'ai perdu mes kilos en trop grâce au RAD Scarsdale, mais je reviens d'un mois formidable de vacances au cours duquel j'ai repris 5 kg. Que dois-je faire maintenant?*

R. Je suis heureux que vous ayez eu de belles vacances. Vous n'avez plus qu'à retourner à votre régime.

Q. *Pouvez-vous me suggérer un régime pour prévenir le cancer?*

R. On pense de plus en plus, dans les milieux de la médecine, que certains types de cancers pourraient être liés à de mauvaises habitudes alimentaires. Un chercheur de l'Institut national américain du cancer a déclaré que près de 100 000 décès causés par le cancer aux États-Unis, soit de 30 à 40 pour cent des morts annuelles, pourraient être évités si les gens changeaient leurs habitudes de fumer, de boire et de manger, et que 5 000 décès causés par le cancer du sein, soit 1 sur 6, pourraient l'être aussi si les Américaines mangeaient moins de graisses saturées.

De nombreux cancérologues pensent qu'un régime à faible teneur en matières grasses, en hydrates de carbone et en cholestérol peut diminuer le risque du cancer. Des recherches poussées menées à l'Institut national du cancer et ailleurs pourront peut-être un jour trouver les relations qui existent entre le cancer, les habitudes alimentaires et un régime préventif. Mais, à l'heure actuelle, je ne connais aucun régime qui puisse prévenir le cancer.

Q. *Est-il plus difficile de perdre du poids après un accouchement?*

R. Pas forcément, sauf pour certaines femmes. Vous pouvez maigrir en observant fidèlement le RAD Scarsdale comme me l'a écrit une dame: « Un an après mon accouchement, je me faisais mal à l'idée de mes 68 kg, alors qu'auparavant je ne dépassais jamais 54,5 kg. J'ai essayé plusieurs régimes, mais j'avais tout le temps faim. Après huit mois de régime, je pesais toujours 61 kg. C'est alors que j'ai découvert le RAD Scarsdale. En deux semaines, j'étais descendue à 54,5 kg. Et je m'en tiens à ce poids. »

Q. *Je suis trop maigre. Comment faire pour grossir?*

R. C'est le problème qui afflige environ cinq millions de personnes aux États-Unis. Il n'est pas facile à résoudre pour quelqu'un qui n'a pas beaucoup d'appétit. Voici quelques conseils d'un régime qui vous donnera 4,5 kg à 7 kg de plus en deux semaines mais que je ne recommande pas de suivre toute votre vie.

Vous devez d'abord vous efforcer de manger davantage, le contraire d'un obèse qui doit s'abstenir d'aliments défendus pendant les deux semaines du RAD Scarsdale. Soumettez-vous d'abord à un examen médical pour vous assurer que votre maigreur n'est pas due à des problèmes physiques ou émotionnels. C'est indispensable!

Voici le programme quotidien pour deux semaines: attablez-vous trois fois par jour pour des repas solides, avec autant de plats que vous pouvez en manger. Prenez votre temps et appréciez chaque bouchée. Ajoutez-y des collations riches en calories, bonbons, croustilles, noix, laits maltés, pendant la journée et le soir. Sortez! Vous mangerez plus en compagnie d'amis.

Consultez le tableau des calories, protéines, lipides et hydrates de carbone que vous trouverez au chapitre XIV et choisissez, dans chaque catégorie, ceux qui sont le plus riches en calories: légumes, fèves de Lima plutôt que haricots verts, maïs plutôt que carottes; fruits en boîte baignant dans un sirop sucré, dattes, figues, abricots secs; boissons diverses comme laits frappés ou maltés, lait entier, lait chocolaté, sodas à la crème glacée, crème épaisse et sucre dans du chocolat chaud ou dans du thé ou du café; soupes épaisses aux lentilles ou aux haricots secs.

N'enlevez pas le gras ou la peau de la volaille. Ajoutez-y des sauces riches. Mangez du pain, des biscuits, des tartes, des gâteaux, du pain grillé, des crêpes, des gaufres, avec du beurre; des pâtes, du riz, avec des sauces riches; des poudings avec de la crème et des noix; du lait entier et des fromages riches en matières grasses.

Cessez de fumer!

Pesez-vous chaque matin pour voir si vous grossissez. Tenez à jour votre tableau de variations de poids (comme pour le RAD Scarsdale). Au bout de deux semaines de ce régime, vous devriez avoir changé quelque peu vos habitudes alimentaires qui vous permettront de garder le poids que vous avez gagné. Continuez à tenir à jour votre tableau de poids.

Q. *Puis-je suivre à nouveau le régime alimentaire diététique Scarsdale n'importe quand dans les années à venir si je prends du poids?*

R. Bien sûr! (mais consultez votre médecin pour vous assurer qu'il ne s'agit pas d'un trouble de santé). J'ai eu des patients qui, pendant presque 20 ans, n'hésitaient pas à revenir au régime lorsqu'ils en ressentaient le besoin, toujours avec d'excellents résultats.

XIV

Renseignements supplémentaires qui peuvent vous être utiles

Pour vous aider à atteindre votre but, vous trouverez dans ce chapitre des tableaux, des diagrammes et des informations qui vous seront précieux pour vous garder en forme tout au long de votre vie.

Diagramme des calories dépensées au cours d'activités mentales ou d'exercices physiques

Le tableau suivant vous indique approximativement la quantité de calories (unités d'énergie) brûlées par le corps humain en trente minutes d'activité ordinaire. Les chiffres ne sont pas absolument exacts du fait des différences d'un individu à un autre, mais ils peuvent servir d'indications générales.

On a constaté qu'un individu moyen, qui veut rester mince, doit dépenser au moins 300 calories par jour dans une activité comme la marche, le golf ou le tennis. Les exercices physiques doivent être exténuants pour faire perdre des calories de façon massive. En effet, une demi-heure intensive de bicyclette, par exemple, brûle à peine entre 200 et 280 calories qu'on récupère d'ailleurs rapidement si on consomme ensuite une pâtisserie recouverte de glaçage au sucre.

Activité/exercice	**Calories (femme pesant 55 kilos)**	**Calories (homme pesant 72 kilos)**
Volant (badminton)	180-220	220-260
Baseball	160-200	200-240
Basketball	300-400	400-600
Cyclisme modéré	100-120	120-140
Cyclisme intensif	200-230	280-320
Bowling	80-120	100-140
Canoë	100-150	130-180
Menuiserie, travail à l'établi	120-140	140-180
Monter l'escalier	130-160	160-190
Cuisiner (avec empressement)	60-90	80-110
Danse lente	100-130	130-170
Danse rapide, disco	200-400	250-500
Laver la vaisselle à la main	60-90	80-110
S'habiller, se déshabiller	30-50	35-60
Conduire une auto	50-60	60-75
Épousseter énergiquement	80-100	80-110
Exercice modéré	140-170	180-220
Exercice violent	200-250	250-350
Football	250-300	300-400
Jardinage actif	120-140	140-180
Golf sans voiturette	100-140	130-170
Golf avec voiturette	70-90	80-110
Handball	200-350	300-400
Hockey sur glace, sur terrain	250-350	300-400
Équitation	140-160	160-200
Travaux de ménage expéditifs	80-130	110-160
Repassage	60-80	70-90

Activité/exercice	Calories (femme pesant 55 kilos)	Calories (homme pesant 72 kilos)
Jogging léger	200-250	250-300
Crosse canadienne	250-350	350-400
Se coucher, s'asseoir, se reposer	15-20	20-25
Travail actif de bureau	70-130	90-150
Peindre les murs, les meubles	130-150	150-180
Jouer du piano	80-130	100-150
Polir les meubles, une auto	80-120	90-150
Lire	15-20	20-25
Ramer vigoureusement	300-400	400-500
Courir	300-400	400-500
Débiter du bois	250-300	300-400
Coudre	25-30	30-35
Chanter	35-40	40-60
Patiner activement	200-300	250-350
Skier activement	200-300	250-350
Football	250-350	350-400
Squash	180-240	250-400
Rester debout, détendu	20-25	25-30
Balayer	80-100	90-110
Nager à un rythme régulier	200-300	300-400
Dactylographier	80-100	90-110
Jouer du violon	70-100	90-130
Volleyball	180-220	220-280
Marche modérée	80-100	90-120
Marche énergique	140-160	160-180
Écrire	25-80	30-100

Si vous vous engagez dans une activité qui ne figure pas au tableau, vous pouvez estimer le nombre de calories que vous dépensez en vous référant au chiffre d'une activité similaire. Le nombre de calories dépensé est en rapport avec l'énergie que vous mettez dans votre activité.

Le diagramme suivant vous indique la quantité de calories que vous pouvez absorber pour maintenir un poids normal en rapport avec votre taille et votre sexe (votre tempérament et la somme d'exercices que vous pratiquez ont leur part d'influence sur la quantité de calories que vous pouvez absorber sans prendre du poids).

RAPPORT ENTRE LE MAINTIEN DU POIDS SOUHAITÉ ET LA QUANTITÉ DE CALORIES QU'ON PEUT ABSORBER

(basé sur la taille; sans vêtements)

Taille	Poids en kilos (femme)	Calories par jour	Poids en kilos (homme)	Calories par jour
1,47	41-45	1080-1170	43-48	1235-1365
1,49	42-46	1115-1225	45-49	1275-1405
1,52	43-48	1140-1260	46-50	1300-1445
1,55	44-49	1165-1295	48-53	1365-1520
1,57	46-50	1200-1335	50-56	1430-1560
1,60	48-54	1250-1415	52-58	1495-1665
1,62	50-56	1320-1475	55-60	1560-1730
1,65	51-57	1345-1515	57-63	1625-1795
1,67	53-59	1405-1560	59-65	1690-1860
1,70	55-61	1440-1610	60-67	1730-1925
1,72	57-63	1500-1670	62-69	1780-1990
1,75	59-65	1560-1730	65-72	1860-2065
1,77	61-68	1620-1790	67-74	1925-2130
1,80	64-70	1680-1850	69-76	1975-2185
1,83	65-72	1730-1895	70-78	2015-2225
1,86			74-81	2120-2325
1,88			76-83	2170-2380
1,91			77-85	2210-2445
1,93			78-88	2235-2535
1,96			81-90	2315-2575
1,98			84-93	2405-2680

Inscrivez ici le poids que vous voulez atteindre .... kilos

Inscrivez ici le nombre de calories que vous pouvez vous permettre .... calories

Composition des aliments: calories, protéines, lipides et hydrates de carbone

Le tableau suivant illustre assez bien la composition de la plupart des aliments absorbés par la majorité des gens. Le tout est approximatif car les aliments diffèrent de plusieurs manières. Ces chiffres ont été établis par le ministère de l'Agriculture des États-Unis, mais arrondis pour en rendre la lecture plus facile.

Vous ne comptez pas les calories dans le régime alimentaire diététique Scarsdale ou dans son programme de maintien, car vous vous bornez à suivre simplement les menus (qui ne dépassent généralement pas 1 000 calories par jour). Mais ceux qui parmi vous sont intéressés à connaître tous les détails de leur régime peuvent, avec ce tableau, vérifier les calories de la plupart des aliments et boissons.

COMPOSITION DES ALIMENTS

ALIMENTS: par portion	Calories	Protéines (grammes)	Lipides (grammes)	Hydrates de carbone (grammes)
VIANDE ET VOLAILLE				
Bacon, croustillant, égoutté, découpé en fines lamelles: 2 tranches	95	5	8	1
Bacon canadien, croustillant, égoutté, paré: 28 gr	79	8	5	trace
Bœuf paré:				
Braisé, mijoté, en pot-au-feu maigre et gras: 100 gr	286	27	19	0
Viande maigre seulement: 100 gr	196	31	7	0
Hamburger grillé				
Haché ordinaire: 100 gr	286	24,5	20	0
Haché maigre: 100 gr	216	27	11,5	0
Côtes de bœuf ou autres rôties, relativement grasses, cuites au four, sans liquide:				
Maigre et gras: 100 gr	455	19	42	0
Viande maigre seulement: 100 gr	233	27	14	0

Gîte de bœuf, rouelle de veau ou autre, coupe relativement maigre:				
Maigre et gras: 100 gr	256	27	16	0
Viande maigre seulement: 100 gr	182	29	5,5	0
Bifteck grillé: relativement gras comme la surlonge:				
Maigre et gras: 100 gr	385	23	31,5	0
Viande maigre seulement: 100 gr	201	31,5	7	0
Filet de bœuf (aloyau)				
57% maigre, 43% gras: 100 gr	465	19,5	42	0
Viande maigre seulement: 100 gr	224	30	10,5	0
Bifteck d'aloyau				
56% maigre, 44% gras: 100 gr	473	19,5	43	0
Viande maigre seulement: 100 gr	223	30	10	0
Côte d'aloyau				
58% maigre, 42% gras: 100 gr	454	20,5	40,5	0
Viande maigre seulement: 100 gr	244	29,5	13	0
Bœuf, corned-beef cuit:				
moyennement gras: 100 gr	372	23	30	0
Maigre, en conserve: 100 gr	185	26	8	0
Bœuf séché ou haché: 60 gr	372	23	30	0

COMPOSITION DES ALIMENTS

ALIMENTS: par portion	Calories	Protéines (grammes)	Lipides (grammes)	Hydrates de carbone (grammes)
Foie de bœuf, frit: 100 gr	229	26	10,5	5,5
Cuit sans gras (ou cru): 100 gr	140	20	4	5,5
Langue de bœuf,				
cuisinée, braisée: 100 gr	244	21,5	17	0
En conserve, marinée: 100 gr	276	19	20	trace
Poulet cuit:				
grillades, viande et peau, grillées				
désossé: 100 gr	216	28	11	0
Viande blanche, sans peau: 100 gr	266	31,5	3,5	0
Viande rouge, sans peau: 100 gr	176	28	6	0
Rôtis				
Viande et peau, rôties: 100 gr	248	27	14,5	0
Viande seule, rôtie: 100 gr	183	29,5	6	0
En conserve, désossés: 100 gr	170	25	7	0
Abats mijotés: 100 gr	165	26,5	4,5	3

Gigot (de choix) entièrement comestible, cuit, rôti (83% maigre, 17% gras): 100 gr	279	25	19	0
Viande maigre seulement, rôtie: 100 gr	186	28,5	7	0
Longes (de choix) entièrement comestibles, côtelettes grillées (72% maigre 25% gras): 100 gr	293	16,5	25	0
Côtelettes grillées				
Viande maigre seulement: 100 gr	188	28	7,5	0
Épaule d'agneau (de choix), cuite, rôtie (74% maigre, 26% gras): 100 gr	338	21,5	27	0
Viande maigre seulement: 100 gr	205	27	10	0
Porc frais: choix de coupes, coupes maigres; jambon, longe, épaule et côtes.				
Qualité moyennement grasse, cuit, rôti (77% maigre, 23% gras): 100 gr	373	22,5	30,5	0
Viande maigre seulement: 100 gr	236	28	13	0
Côtelette épaisse avec os: 100 gr	260	16	21	0
Côtelette maigre seulement: 50 gr	130	15	7	0
Rôti, cuit au four sans liquide ajouté				
Maigre et gras: 85 gr	310	21	24	0
Viande maigre seulement: 70 gr	175	20	10	0

COMPOSITION DES ALIMENTS

ALIMENTS: par portion	Calories	Protéines (grammes)	Lipides (grammes)	Hydrates de carbone (grammes)
Porc fumé:				
jambon moyennement gras, cuit, rôti (84% maigre, 16% gras): 100 gr	289	21	22	0
Viande maigre seulement: 100 gr	187	25	9	0
En conserve: 100 gr	287	18	12	1
Jambon:				
cuit, rôti (82% maigre, 18% gras): 100 gr	323	22,5	25	0
Viande maigre seulement: 100 gr	211	28,5	10	0
Lapin: cuit, en civet: 100 gr	216	29	10	0
Saucisses, viandes froides, viandes pressées, charcuteries:				
Bologne (qualité moyenne): 100 gr	277	13,5	23	3,5
Braunschweiger: 100 gr	319	15	27,5	2,5
Cervelas (tendre): 100 gr	307	18,5	24,5	1,5
Saucisse de ferme: 100 gr	345	15	31	0
Jambon épicé, en conserve: 100 gr	351	14	32,5	0
Saucisse de Francfort cuite: 100 gr	304	12,5	27	1,5
Liverwurst (pâté de foie épicé):	[illegible]	15	27,5	2,5

Jambon bouilli: 100 gr	234	19	17	0
Saucisse de porc en chapelet ou en vrac:				
cuite: 100 gr	476	18	44	trace
Saucisse séchée: 100 gr	450	24	38	1
Ris:				
de bœuf cuits: 100 gr	320	26	23	0
de veau cuits: 100 gr	168	32,5	3	0
d'agneau cuits: 100 gr	175	28	6	0
Dinde:				
entièrement comestible, cuite, rôtie: 100 gr	263	27	16,5	0
Viande et peau, rôties: 100 gr	223	32	9,5	0
Viande seule, cuite, rôtie: 100 gr	190	31,5	6	0
Viande blanche, cuite, rôtie. 100 gr	176	33	4	0
Viande rouge, cuite, rôtie: 100 gr	203	30	8,5	0
Veau:				
qualité courante, moyennement gras, tranché, rôti (36% maigre, 14% gras):				
100 gr	216	28,5	10,5	0
Côtelettes sans os, grillées: 85 gr	185	23	9	4
POISSONS ET CRUSTACÉS				
Anchois, en conserve: 3 filets	21	2,5	1	trace

COMPOSITION DES ALIMENTS

ALIMENTS: par portion	Calories	Protéines (grammes)	Lipides (grammes)	Hydrates de carbone (grammes)
Bar de la mer Noire: poché, grillé, ou cuit sans gras: 100 gr	93	19	1	0
Bar d'Amérique cru 100 gr	105	19	2,5	0
Palourdes crues, chair seule: 100 gr	76	12,5	1,5	2
En conserve, égouttées: 100 gr	98	16	2,5	2
Jus: 10 cl	19	2,5	trace	2
Morue, cuite ou grillée: 100 gr	170	28,5	5,5	0
Séchée, salée: 100 gr	130	29	1	0
Crabe, Dungeness, rock et King, cuit à la vapeur: 100 gr	93	17,5	2	5
Poissons en bâtonnets congelés, cuits: 100 gr	176	16,5	9	6,5
Plie, crue: 100 gr	79	16,5	1	0
Aiglefin, cru: 100 gr	79	18,5	trace	0
Flétan de l'Atlantique et du Pacifique, cuit, grillé, 100 gr	171	25	7	0

Harengs, crus:				
de l'Atlantique 100 gr	176	17,5	11,5	0
du Pacifique 100 gr	98	17,5	2,5	0
En conserve, à la sauce tomate:				
100 gr	178	16	10,5	3,5
Marinés: 100 gr	223	20,5	15	0
Salés ou conservés dans la saumure:				
100 gr	218	19	15	0
Saurés: 100 gr	211	22	13	0
Homard du Nord				
En conserve ou cuit: 100 gr	95	19	1,5	5
Maquereaux, en conserve: 100 gr	183	19,5	11	0
Salés: 100 gr	305	18,5	25	0
Fumés: 100 gr	219	24	13	0
Moules, chair seulement: 100 gr	95	14,5	2	3,5
Perche de l'Océan: 100 gr	88	18	1	0
Poulpe, cru: 100 gr	73	15,5	1	0
Huîtres, crues:				
de l'Est: 100 gr	66	8,5	2	3,5
de l'Ouest: 100 gr	91	10,5	2	6,5
Huîtres, frites: 100 gr	239	8,5	14	18,5
Brochet, cru: 100 gr	90	19	1	0

COMPOSITION DES ALIMENTS

ALIMENTS: par portion	Calories	Protéines (grammes)	Lipides (grammes)	Hydrates de carbone (grammes)
Pompano, cru: 100 gr	166	19	9,5	0
Rouget grondin (vivaneau) cru: 100 gr	93	20	1	0
Saumon de l'Atlantique: 100 gr	217	22,5	13,5	0
En conserve, solide et liquide: 100 gr	203	21,5	12	0
Qualité à chair rouge (Chinook King), cru: 100 gr	222	19	15,5	0
En conserve, solide et liquide: 100 gr	210	19,5	14	0
Qualité à chair pâle, saumon (Coho) des Grands Lacs, en conserve, solide et liquide: 100 gr	153	21	7	0
Cuisiné, grillé, au four: 100 gr	182	27	7,5	0
Fumé: 100 gr	176	21,5	9,5	0
Pétoncles (de mer et de baie)				
Cuits, à l'étuvée: 100 gr	112	23	1,5	—
Congelés, panés, frits, réchauffés: 100 gr	194	18	8,5	10,5
Perche de mer, blanche, crue: 100 gr	96	21,5	5	0
[illegible]	[illegible]	[illegible]	10	0

Crevettes				
En conserve, chair seulement: 100 gr	116	24	1	1
Frites dans l'huile: 100 gr	225	20,5	11	10
Sole, crue (également plie, carrelet) 100 gr	79	16,5	1	0
Espadon, cru, 100 gr	118	19	4	0
Truite, ruisseau, crue: 100 gr	101	19	2	0
arc-en-ciel, crue: 100 gr	195	21,5	11,5	0
Thon, en conserve à l'huile:				
solide et liquide: 100 gr	288	24	20,5	0
égoutté: 100 gr	197	29	8	0
en conserve à l'eau: 100 gr	127	28	1	0
Poisson blanc, de lac,				
cru: 100 gr	155	19	8	—
fumé: 100 gr	155	20	7,5	0
FRUITS ET PRODUITS DÉRIVÉS				
Abricots,				
crus, 13 par 1.: 3	60	1	trace	14
en sirop épais, 1 tasse	218	1,5	trace	53
secs, crus: 40 moitiés petits: 1 tasse	390	7,5	1	89
cuits, sans sucre, fruits et jus	260	5	1	62
nectar: 1 tasse	143	1	trace	34

COMPOSITION DES ALIMENTS

ALIMENTS: par portion	Calories	Protéines (grammes)	Lipides (grammes)	Hydrates de carbone (grammes)
Ananas				
crus, en dés, 1 tasse	75	1	trace	19
en sirop épais, écrasé, 1 tasse	205	1	trace	50
en tranches (avec jus), 2 petites tran.	95	trace	trace	25
de conserve avec sirop: 100 gr	58	trace	trace	15
jus, en boîte, 1 tasse	120	1	trace	15
Banane, crue				
3 par 1.: 1	130.	2	trace	30,5
Canneberges				
en boîte, dans jus sucré, égouttées: 1 tasse	400	trace	0,5	99
jus, en boîte: 1 tasse	130	trace	trace	32
Canneberges-oranges, en condiment, crues 100 gr	178	trace	trace	45
Cantaloup, cru				
½, diam.: 13 cm	40	1	trace	9
Cerises, crues				
surettes, 1 tasse	116	2	0,5	25
sucrées, 1 tasse	140	2,5	0,5	32

Citron, cru				
diam.: 6 cm: 1	20	1	trace	6
jus, 1 c. à soupe	5	trace	trace	1
concentré, avec eau, 1 tasse	110	trace	trace	28
Dates, séchées, dénoyautées: 1 moyenne	27	trace	trace	6.5
1 tasse	525	4	1	120
Figues, séchées				
2.5 cm x 5 cm: 1	60	1	trace	15
Fraises, crues, 1 tasse	55	1	1	11
surgelées, tranchées, sucrées: 1 tasse	247	1	trace	60
Framboises rouges, crues, 1 tasse	70	1	0,5	16
surgelées, sucrées, 1 tasse	196	1,5	trace	47
Fruits, cocktail de conserve,				
dans sirop épais: 1 tasse	195	1	trace	47
Limette, jus frais, 1 c. à soupe	4	trace	trace	1
concentré, avec eau, 1 tasse	103	trace	trace	26
Mangue, crue,				
partie comestible, 250 gr	155	1,5	1	35
séchée ou tranchée, ½ tasse, 70 gr	53	0,5	0,3	12
Pastèque, crue				
tranche 10 cm x 20	240	4,5	2	52
billes ou cubes, 1 tasse	56	1	trace	12

COMPOSITION DES ALIMENTS

ALIMENTS: par portion	Calories	Protéines (grammes)	Lipides (grammes)	Hydrates de carbone (grammes)
Mandarines, en boîte avec sirop, 1 tasse	125	1	0,5	30
Mûres, crues, 1 tasse	85	2	1	17
*Myrtilles, crues, 1 tasse	89	1	1	19
Nectarine, crue, 1 moyenne	50	0,5	trace	12
Orange, crue				
Californie, diam.: 7 cm: 1	60	2	trace	13
autres, diam.: 5.5 cm: 1	70	1	trace	17
jus: Californie, 1 tasse	120	2	1	26
Floride, 1 tasse	100	1	trace	23
en boîte, non sucré, 1 tasse	120	2	trace	28
concentré surgelé avec eau, 1 tasse	110	2	trace	26
Pamplemousse				
cru, moyen, diam.: 11 cm: ½	50	1	trace	12
en quartiers, 1 tasse	75	1	trace	18
en boîte, avec jus, 1 tasse	70	1	trace	17
jus, frais, 1 tasse	95	1	trace	23
jus, en boîte:				

*Bleuets

sucre, 1 tasse	130	1	trace	32
concentré surgelé, avec eau, 1 tasse	115	1	trace	28
Papaye, cru, en cubes de 1 cm				
1 tasse	71	1	trace	17
1 gros	156	2	trace	38
Pêches, crues, moyennes				
diam.: 5 cm (4 par 1.), 1:	33	0,5	trace	8
en tranches, 1 tasse	65	1	trace	16
en boîte, avec sirop épais,				
2 moitiés et 2 c. à soupe de sirop	96	trace	trace	24
en conserve, avec jus, 1 tasse	75	1	trace	19
nectar, en boîte, 1 tasse	124	trace	trace	31
Poires, crues				
7.5 cm x 6.75 cm: 1	100	1	1	24
en boîte, dans sirop épais,				
moitiés ou tranches, 1 tasse	200	1	trace	50
en boîte, avec jus, 1 tasse	80	trace	trace	20
nectar, en boîte, 1 tasse	130	1	trace	33
Pommes, crues				
moyenne, diam. 7 cm.	70	trace	trace	18
compote, fraîche, 1 tasse	125	trace	—	32
compote, en boîte:				
sucrée, 1 tasse	185	trace	trace	47
non sucrée, 1 tasse	100	trace	trace	25

COMPOSITION DES ALIMENTS

ALIMENTS: par portion	Calories	Protéines (grammes)	Lipides (grammes)	Hydrates de carbone (grammes)
Pruneaux, séchés				
moyens, 60 ou 70 par livre: 4	80	1	trace	19
cuits, non sucrés, 17-18 pruneaux et 1/3 tasse de jus, 1 tasse	330	3	1	80
jus, en boîte, 1 tasse	185	1	trace	42
Prunes, crues				
diam.: 5 cm, env. 55 gr, 1 fruit	30	trace	trace	7
de conserve, avec sirop, 3 prunes et 2 c. à soupe de jus	90	trace	trace	23
Raisins, crus, verts				
sans pépins, 1 tasse	102	1	trace	27
autres, 1 tasse	100	1	trace	26
jus, en bouteille, 1 tasse	165	1	trace	42
secs, 1 tasse	462	4	trace	111
Rhubarbe, cuite, avec sucre, 1 tasse	385	1	trace	98
Tangerines, crues				
diam. 7 cm, env. 4 par livre, 1:	40	1	trace	10

jus, en boîte,				
non sucré, 1 tasse	105	1	trace	25
surgelé, avec eau, 1 tasse	115	1	trace	27
LÉGUMES				
Artichauts, cuits, 100 gr	44	3	trace	10
cœurs, surgelés, 85 gr	22	1	trace	4
Asperges, moyennes, en boîte: 1	3	trace	trace	0,5
par 6:	20	2	trace	3
Aubergine, cuite, 1 tasse	34	2	trace	7
Avocat, gros: 1/2	180	2	16,5	6
Bambou, pousses, cru, 100 gr	27	2,5	trace	5
Betterave, en dés, 1 tasse	70	2	trace	16
Brocoli, 1 tasse	50	5	trace	8
Carottes, 14 cm, crues, 1 tasse	20	1	trace	5
en dés, 1 tasse	45	1	1	9
Céleri, en branche, cru, 20 cm	5	1	trace	1
en dés, cuit, 1 tasse	20	1	trace	4
Champignons, cuits ou en boîte, 1 tasse	41	4,5	trace	5,5

COMPOSITION DES ALIMENTS

ALIMENTS: par portion	Calories	Protéines (grammes)	Lipides (grammes)	Hydrates de carbone (grammes)
Chou, cru, déchiqueté,				
1 tasse	15	1	trace	2
cuit, 1 tasse	25	2	1	4
chinois:				
cru, en morceaux de 2.5 cm, 1 tasse	15	1	trace	2
cuit, 1 tasse	25	2	1	4
Chou-fleur, cuit, 1 tasse	30	3	trace	6
Chou frisé, cuit, 1 tasse	45	4	1	8
Chou-rave, cuit 1 tasse	36	2,5	trace	8
Choucroute, en boîte, égouttée, 1 tasse	30	2	trace	6
Concombre, cru, moyen: 1	16	1	trace	3
tranches en longueur de 16 cm au centre	5	trace	trace	1
mariné, sucré, 1 moyen	146	0,5	trace	36,5
mariné, sur, 1 gros	11	0,5	trace	22

Courge, cuite				
d'été, en dés, 1 tasse	35	1	trace	8
d'hiver, au four, en purée, 1 tasse	126	3	0,5	30
d'été, crue, 1 tasse	38	2	trace	8
Cresson d'eau, 1 tasse	10	1	trace	1,5
Endive, crue, 1 tasse	10	1	trace	2
(scarole, chicorée), belge, 10 cm: 1	5	trace	trace	1
Épinards, cuits, 1 tasse	45	6	1	6
Gombo, cuit, 8 gousses	30	2	trace	6
Haricots, verts, cuits				
1 tasse	25	2	trace	6
beurre, cuits, 1 tasse	22	1,5	trace	4,5
de Lima, cuits, 1 tasse	197	13	1	35
de Lima, secs, cuits, 1 tasse	265	15,5	1	49
rouges, cuits, 1 tasse	234	15	1	42,5
Laitue, crue,				
feuilles ouvertes,				
diam. 10 cm, 1 tête	30	3	trace	6
feuilles compactes,				
diam. 12 cm, 1 tête	70	4	0,5	12,5
2 grandes ou 4 petites feuilles	5	1	trace	trace

COMPOSITION DES ALIMENTS

ALIMENTS: par portion	Calories	Protéines (grammes)	Lipides (grammes)	Hydrates de carbone (grammes)
Lentilles, cuites, 1 tasse	212	15,5	trace	39,5
Légumes, jus, cocktail, en boîte ou en bouteille, 175 ml	31	1,5	trace	6,5
Maïs, cuit, épi de 13 cm	65	2	1	16
en boîte, avec jus, 1 tasse	170	5	1	41
Marrons d'eau, chinois, crus, 4 moyens	20	trace	trace	4,5
Navets, cuits, en dés, 1 tasse	40	1	trace	9
Olives, vertes, 1 grosse	9	trace	1	trace
noires, 1 grosse	13	trace	1,5	trace
Oignons, mûrs				
crus, diam. 6.75 cm: 1	50	2	trace	11
cuits, 1 tasse	80	2	trace	18
jeunes et verts, petits, sans queue: 6	25	trace	trace	5
Panais, cuits, 1 tasse	95	2	1	22

bouillies, 12.5 cm x 5 cm: 1	170	2	1	39
confites, 9 cm x 5.5 cm: 1	295	2	6	60
Persil, cru, haché, 1 c. à table	1	trace	trace	trace
Pois, verts				
cuits, 1 tasse	110	8	1	19
en boîte, avec jus, 1 tasse	170	8	1	32
Poivron, doux, vert				
1 moyen	15	1	trace	3
rouge, doux, 1 gousse	20	1	trace	3
Pommes de terre, moyennes				
au four, pelées: 1	90	3	trace	21
bouillies, pelées après: 1	105	3	trace	23
bouillies, pelées avant: 1	90	3	trace	21
frites, 10 moyennes	155	2	7	20
purée, au lait, 1 tasse	145	4	1	30
croustilles, 10 moyennes	110	1	7	10
*Potiron, en boîte, 1 tasse	83	2	1	18
Radis, petits, 4	10	trace	trace	2
Soja, fèves germées, 1 tasse	50	7	1	5
fèves mûres, cuites 1 tasse	277	22	11,5	21,5
fèves vertes, crues 1 tasse	284	22	10	26

*Citrouille

COMPOSITION DES ALIMENTS

ALIMENTS: par portion	Calories	Protéines (grammes)	Lipides (grammes)	Hydrates de carbone (grammes)
Tomates, crues, moyennes				
5 cm x 6 cm: 1	30	2	trace	6
en boîte ou cuites, 1 tasse	45	2	trace	9
jus, en boîte, 1 tasse	50	2	trace	9
catsup, 1 c. à soupe	15	trace	trace	4
PRODUITS LAITIERS ET ŒUFS				
Crème:				
crème, 1 c. à table moitié-moitié	20	0,5	1,5	0,5
légère, de table ou pour le café	29	0,5	3	0,5
25 p. c. de gras	37	0,5	4	0,5
sure	26	0,5	2,5	0,5
à fouetter, pour décorer	8	trace	1	0,5
à fouetter, épaisse, fouettée	26	trace	3	trace
à fouetter, épaisse, non fouettée	52	0,5	5,5	0,5
à fouetter, légère, fouettée	22	trace	2,5	trace
à fouetter, légère, non fouettée	44	0,5	4,5	0,5
Fromages				
(28 gr sauf spécifié autrement)				
américain	106	6	9	0,5
américain, pimiento	106	6	9	0,5

brie	95	6	8	trace
camembert	85	6	7	trace
cheddar	114	7	9,5	0,5
cottage, blanc, frais				
en grains, gras, 1/2 tasse	117	14	5	3,5
sans gras, 1/2 tasse	96	19,5	0,5	2
fromage blanc, frais				
en crème, 2% de gras, 1/2 tasse	101	15,5	2	4
en crème, 1% de gras, 1/2 tasse	82	14	1	3
à la crème	99	2	10	1
édam	101	7	8	0,5
féta	75	4	6	1
fontina	110	7	9	0,5
gouda	101	7	8	0,5
limbourg	93	6	8	trace
monterey	106	7	8,5	trace
mozzarella	80	5,5	6	0,5
mozzarella partiellement écrémé	72	7	4,5	1
munster	104	6,5	8,5	0,5
neufchâtel	74	3	6,5	1
parmesan, râpé	111	10	7,5	1
1 c. à soupe	23	2	1,5	trace
port-salut	100	6,5	8	trace
ricotta, 1/2 tasse	216	14	16	4

COMPOSITION DES ALIMENTS

ALIMENTS: par portion	Calories	Protéines (grammes)	Lipides (grammes)	Hydrates de carbone (grammes)
ricotta, partiellement écrémé				
½ tasse	171	14	10	6,5
romano	110	9	7,5	1
roquefort	105	6	8,5	0,5
suisse				
crémeux	107	8	7,5	4
fermenté	95	7	7	5
Lait, en boîte, 30 ml				
condensé, sucré	123	3	3,5	21
évaporé, entier, non sucré, 30 ml	42	2	2,5	3
évaporé, écrémé, en boîte, 30 ml	25	2,5	trace	3,5
en poudre, écrémé, ¼ de tasse	109	11	trace	15,5
en poudre, entier, ¼ de tasse	159	8,5	8,5	12,5
frais, 1 tasse, babeurre, écrémé	99	8	2	12
écrémé	86	8,5	0,5	12
partiellement écrémé, 1% de gras	102	8	2,5	11,5
partiellement écrémé, 2% de gras	125	8,5	4,5	12
entier, 3.7% de gras	157	8	0,9	11,5

en gras, 1 tasse	120	8	4	13
au lait entier, 1 tasse	139	8	7,5	10,5
Œuf, de poule, cru ou cuit sans gras:				
blanc d'un gros œuf	16	3,5	trace	0,5
entier, 1 gros	79	6	5,5	0,5
jaune d'un gros œuf	63	3	5,5	trace
en poudre, entier, 2 c. à soupe	60	4,5	4	0,5
CÉRÉALES, PAINS, GÂTEAUX				
Avoine, gruau, cuit, 1 tasse	150	5	3	26
Beignets, farine à gâteau: 1	135	2	7	17
Biscuits,				
ordinaires et variés, diam. 7 cm: 1	110	2	3	19
briquette aux figues, 1 petite	55	1	1	12
poudre à pâte, diam. 6 cm., 1 biscuit	138	3	6,5	17
Blé, soufflé, enrichi, 28 gr	100	4	trace	22
présucré, 28 gr	105	1	trace	26
filamenté, nature, 28 gr	100	4	0,5	21
flocons, 28 gr	100	3	trace	23
farine:				
de blé entier, 1 tasse	420	16	2	85
à usage multiple et tamisée, 1 tasse	400	12	1	84
avec levain, 1 tasse	385	10	1	81
germes de blé, 1 c. à soupe	24	12	0,5	2,5

COMPOSITION DES ALIMENTS

ALIMENTS: par portion	Calories	Protéines (grammes)	Lipides (grammes)	Hydrates de carbone (grammes)
Craquelins				
graham, 4 petits ou 2 moyens	55	1	1	10
salés, 5 cm de côté: 2	35	1	1	6
soda, nature, 6.5 cm de côté: 2	45	1	1	8
Crêpes, diam. 10 cm: 1	60	2	2	8
au sarrasin, 1 crêpe	45	2	2	6
Croûte à tarte, enrichie, diam. 23 cm	655	10	36	72
Fécule, enrichie, cuite, 1 tasse	105	3	trace	22
Gâteaux				
des anges, portion de 5 cm d'un gâteau de 20 cm	110	3	trace	23
au chocolat, portion de 5 cm d'un gâteau de 25 cm	420	5	14	70
aux fruits, 1 morceau de 5 cm x 5 cm x 1 cm	105	2	4	17
au gingembre, 1 morceau de 5 cm x 5 cm x 5 cm	180	2	7	28

pouding, 1 tranche de 7 cm x 7.5 cm x 1.75 cm	130	2	7	16
éponge, 1 morceau de 5 cm d'un gâteau de 20 cm de diam.	115	3	2	22
Gaufrettes, seigle 3.5 cm x 10 cm: 2	45	2	trace	10
Macaroni, cuits tendre, 1 tasse	155	5	1	32
Maïs, flocons, enrichi, 1 tasse	93	2	trace	21
nature, 28 gr	110	2	trace	24
sucré, 28 gr	115	1	trace	26
gruau, sec, blanc ou jaune, 1 tasse	420	11	5	87
soufflé, sucré, enrichi, 28 gr	100	1	trace	26
Melba, toast, 1 tranche	15	0,5	trace	2,5
Miettes de pain, sèches, râpées, 1 tasse	345	11	4	65
Muffins, blé enrichi, diam. 6.5 cm	135	4	5	19
maïs, diam. 6.5 cm	155	4	5	22
Nouilles, aux œufs, enrichies 1 tasse	200	7	2	37
Orge, perlé, non cuit, 1 tasse	782	18	2	173

COMPOSITION DES ALIMENTS

ALIMENTS: par portion	Calories	Protéines (grammes)	Lipides (grammes)	Hydrates de carbone (grammes)
Pains:				
blé moulu (22 tranches par 500 gr:				
1 tranche	60	2	1	12
français, enrichi: 1 tr.	58	2	0,5	11
italien, enrichi: 1 tr.	55	2	trace	11
protéiné, 1 tranche	45	2,5	—	8,5
de seigle, noir, 1 tr.	56	2	trace	12
aux raisins, 1 tranche	60	2	1	12
de seigle, léger, 1 tr.	55	2	trace	12
blanc, enrichi (22 tr. par livre):				
1 tranche	60	2	1	12
(28 tr. par livre): 1 tr.	45	1	1	9
blé entier (22 tr. par livre):				
1 tranche	55	2	1	11
petits pains (12 par livre):				
1 pain	115	3	2	20
ronds, 55 gr: 1 pain	160	5	2	31
Pizza, au fromage, portion de 14 cm ou 1/8 d'une pizza de 28 cm de diam.	180	8	6	23

précuit, 1 tasse	205	4	trace	45
blanc, 1 tasse	200	4	trace	44
soufflé, enrichi, 1 tasse	55	1	trace	12
flocons, enrichis, 1 tasse	115	2	trace	26
Son, flocons (40% de son), 28 gr	87	3	0,5	18
Spaghetti, cuits, tendres, 1 tasse	155	5	1	32
Tartes: portion de 10 cm. d'une tarte diam. 23 cm.				
pommes, cerises, 1 portion	330	3	13	53
cossetarde, 1 portion	265	7	11	34
citron, meringuée, 1 portion	300	4	12	45
mincemeat, 1 portion	340	3	9	62
citrouille, 1 portion	265	5	12	34
SUCRE, BONBONS, NOIX				
Amandes, sans coquille, 1 tasse	900	26	77	28
Bonbons:				
caramel, 28 gr	120	1	3	22
chocolat, au lait, sucré, 28 gr	145	2	9	16
*chocolat fondant, 28 gr	115	trace	3	23
bonbons durs, 28 gr	110	—	—	28
guimauve, 28 gr	95	1	—	23

*Fudge

COMPOSITION DES ALIMENTS

ALIMENTS: par portion	Calories	Protéines (grammes)	Lipides (grammes)	Hydrates de carbone (grammes)
Cacahouètes, grillées				
en moitiés, 1 tasse	885	37	69	29
concassées, 1 c. à soupe	52	2	4	2
beurre, 1 c. à soupe	93	4	8	3
Gélatine, en poudre, neutre,				
1 c. à soupe	35	9	trace	—
dessert, préparée neutre, 1 tasse	155	4	trace	36
aux fruits, 1 tasse	180	3	trace	42
Noix				
du Brésil, en morceaux, 1 tasse	970	20	92	15
d'Italie, en morceaux, 1 tasse	790	17	73	18
1 c. à soupe	50	1	4,5	1
de cachou, grillées, 1 tasse	570	15	45	26
Noix de coco, séchée,				
émiettée, sucrée, 28 gr	156	1	11	15
Pacanes, en moitiés, 1 tasse	760	10	74	15
en morceaux, 1 c. à soupe	50	1	5	1
Sorbet, 1 tasse	235	3	trace	58
Sucre, 28 gr	110	—	—	28

Alcoolisées				
alcool distillé: bourbon, brandy, whiskey canadien, gin, whiskey irlandais, whiskey écossais, rhum, rye, tequila, vodka, 30 ml	65-82*	—	—	trace
bière, en canette ou en bouteille ordinaire, 350 ml	150	1	—	12,5
à faible teneur en calories, 350 ml	moins de 100	1	—	3
vins:				
de dessert (18.8°), 90 ml	117	trace	—	6,5
secs (12.2°), 90 ml	75	trace	—	3,5
Non alcoolisées				
sucrées (sodas au quinquina), 235 ml	71	—	—	18
non sucrées (club soda), 235 ml	—	—	—	—
type cola, 235 ml	89	—	—	23
sodas parfumés:				
sucrés, 235 ml	105	—	—	27
non sucrés (sodas régime), 235 ml	—	—	—	—
ginger ale, 235 ml	71	—	—	18
root beer, 235 ml	94	—	—	24
café, 1 tasse	2	trace	trace	0,5
thé, 1 tasse	2	trace	trace	0,5

* Pour 30 ml, environ 70 calories pour un alcool à 43°. Le nombre des calories peut donc varier suivant le degré d'alcool.

COMPOSITION DES ALIMENTS

ALIMENTS: par portion	Calories	Protéines (grammes)	Lipides (grammes)	Hydrates de carbone (grammes)
GRAISSES, HUILES, MARGARINES				
Assaisonnements à salade:				
au fromage bleu, 1 c. à soupe	90	1	10	0,5
vinaigrette française, 1 c. à soupe	60	trace	6	2
mayonnaise, 1 c. à soupe	110	trace	12	trace
mille-îles, 1 c. à soupe	75	trace	8	1
Beurre				
1 tasse	1 626	2	184	trace
1 c. à soupe	100	trace	11	trace
1 rondelle	36	trace	4	trace
Graisses de cuisson				
gras de bacon, graisse de poulet, 1 c. à soupe	126	—	14	—
lard, 1 tasse	1 985	1	220	—
1 c. à soupe	124	—	14	—
margarine, 1 tasse	1 633	1,5	183	1
1 c. à soupe	102	trace	11	trace
1 rondelle	36	trace	4	trace
huile, à salade ou à cuire:				

Béchamel, sauce, 1 tasse	430	10	33	23
Bouillon, cube: 1	5	2	trace	trace
Catsup, sauce, 1 c. à soupe	19	trace	trace	4,5
Chili, sauce (aux tomates)				
1 c. à soupe	15	trace	trace	4
Chocolat, amer ou non sucré, 28 gr	144	3	17,5	8
sucré, 28 gr	151	1	10	16,5
sirop, 1 c. à soupe	40	trace	trace	11
Confitures, marmelades, 1 c. à soupe	55	trace	trace	14
Gelées, 1 c. à soupe	50	—	—	13
Hollandaise, sauce, 1 c. à soupe	48	1	4	2
Miel, 1 c. à soupe	64	trace	—	17
Soupes: en boîte, prêtes à servir:				
aux haricots secs, 1 tasse	190	8	5	30
au bœuf, 1 tasse	100	6	4	11
bouillon, consommé, 1 tasse	10	2	—	—
aux clams, 1 tasse	85	5	2	12
crème d'asperges, de céleri,				
de champignons, 1 tasse	200	7	12	18
aux nouilles, au riz, à				
l'orge, 1 tasse	115	6	4	13

COMPOSITION DES ALIMENTS

ALIMENTS: par portion	Calories	Protéines (grammes)	Lipides (grammes)	Hydrates de carbone (grammes)
aux pois, 1 tasse	140	6	2	25
aux tomates, 1 tasse	86	2	2	15
aux légumes, 1 tasse	80	5	2	10
Sirop, de table, 1 c. à soupe	55	—	—	15
Sucre, granulé, de canne ou				
de betterave, 1 tasse	770	—	—	199
1 c. à soupe	48	—	—	12
en morceaux: 1	25	—	—	7
en poudre, 1 tasse	495	—	—	127
brun, 1 tasse	820	—	—	210
1 c. à soupe	51	—	—	13
Vinaigre, 1 c. à soupe	2	—	—	1

XV

Portez-vous bien en vous maintenant en forme

Nous avons la chance de vivre à une époque que je crois être d'or. Aucune limite ne borne nos possibilités. Dans notre société, il y a à manger pour tous. Les statistiques nous prédisent une longue vie. Nous devons avoir assez de lucidité pour en profiter et pour rendre grâce de notre chance. En ce qui vous concerne, votre souci consiste à vous tenir en bonne condition physique et en santé.

L'évolution qui s'est faite dans le domaine médical depuis que je suis devenu médecin en 1931 tient du miracle. On peut la comparer avantageusement à l'évolution technologique: radio, télévision en couleur, laser, énergie nucléaire, voyages dans l'espace et progrès de l'aviation, autant de miracles que les jeunes tiennent pour acquis.

Du temps de mes études de médecine, nous disposions d'un petit ouvrage intitulé Useful Drugs*, qui comprenait

*En français: *Médicaments utiles.*

une vingtaine de médications qui avaient des effets thérapeutiques spécifiques et adéquats. Aujourd'hui, il y en a des centaines et des centaines. À cette époque, à part l'insuline, l'extrait thyroïdien et l'adrénaline, nous ne disposions pratiquement d'aucune des hormones miraculeuses d'aujourd'hui.

Les antibiotiques ont fait leur apparition avec les sulfamides en 1936 et la pénicilline, vers 1941. Il y a maintenant suffisamment d'antibiotiques pour pouvoir les classer dans une liste de médicaments consacrés aux « maladies infectieuses ». Un certain nombre de vaccins ont permis d'éliminer l'horrible poliomyélite et bien d'autres maladies virales et bactériennes.

Les progrès enregistrés dans le diagnostic (en particulier grâce aux isotopes, à la laminographie, à l'artériocathétérisation, à l'artériographie, etc.), dans l'anesthésie, les anticoagulants et les antibiotiques ont permis que des opérations compliquées ne soient plus qu'affaire de routine. On peut citer notamment la résection pulmonaire, les opérations délicates au cerveau, la dyalise rénale, le remplacement des articulations, et celui des valves du cœur, la dérivation de l'artère coronarienne dans le cas d'angine, et bien d'autres encore.

Les diurétiques et une meilleure connaissance de l'importance du sodium ont rendu très efficace le traitement de la congestion cardiaque. Les services de soins cardiaques, les chocs électriques, les cœurs artificiels et les piles cardiaques sont autant de miracles auxquels personne n'aurait osé penser il y a trente ans.

Tous ces nombreux médicaments et ces nouvelles pratiques chirurgicales permettent de guérir et de soulager plus de 95 pour cent des patients qui viennent en consultation.

Il n'y a pas si longtemps encore que le docteur Osler, l'un des plus grands internistes de tous les temps, encourageait le médecin à être patient, compréhensif et aimant, parce que c'est tout ce qu'il pouvait offrir en matière de thérapie. À cette époque, le seul diagnostic possible était celui qu'on faisait près du lit du patient.

On ne se rend pas suffisamment compte jusqu'à quel point les compagnies pharmaceutiques ont permis à la médecine de faire des progrès. On les accuse souvent de faire des profits excessifs aux dépens du public. Mais on ne peut comparer les dépenses d'hospitalisation évitées et le temps épargné grâce à leurs recherches avec les coûts exorbitants qu'entraînent le traitement et la guérison d'une maladie grave. Malheureusement, toute maladie chronique demeure un fardeau en dépit du soulagement qu'on peut y apporter.

Les gouvernements et le public ont sous-estimé, je crois, les progrès réalisés dans le monde occidental par les compagnies pharmaceutiques au cours des quarante dernières années.

Ce privilège extraordinaire d'avoir été le témoin des progrès sensationnels réalisés par la médecine et la chirurgie au cours de cette période m'a permis de résoudre bien des problèmes d'une manière simple et efficace.

J'espère que l'étude des soins médicaux et la présentation des différents régimes, tels que proposés dans cet ouvrage, aideront nombre d'entre vous. Je vous souhaite une bonne santé et une longue vie pleine de bonheur.

Docteur Herman Tarnower

NOTES MÉDICALES

L'influence du régime sur certaines fonctions vitales

Congestion cardiaque
Allergies à certains aliments
Diabète
Artériosclérose
Diverticulose et diverticulite
Hypertension (haute tension sanguine)
Ulcère peptique
Pyrosis (indigestions, brûlures d'estomac)
Vésicule biliaire
Constipation

Au lecteur: Ce chapitre s'adresse tout d'abord au médecin, mais rien ne vous empêche de vous familiariser avec les termes médicaux auxquels nous référons ici. Je dois souligner, une fois de plus, que toute affection, tout dérèglement physiologique, tout traumatisme qui rompt le fonctionnement harmonieux de votre corps, y compris les problèmes de poids, doivent être traités et surveillés par votre médecin: toute thérapeutique ne peut être entreprise que par lui.

Au médecin

En plus de m'apporter beaucoup de satisfaction, mes quarante-cinq années de pratique médicale m'ont tenu constamment en haleine, car elles ont été captivantes. Les grands progrès de la médecine et de la chirurgie permettent aujourd'hui sinon de guérir du moins de soulager plus de 95 pour cent des patients que nous avons à examiner.

Toutefois, un des aspects décourageants de ces mêmes progrès est qu'ils compliquent très souvent et sans nécessité les problèmes les plus simples. Ainsi, le diagnostic clinique porté sur un cas médical simple doit quand même être vérifié par des analyses de laboratoire qui en augmentent les frais inutilement.

Le praticien expérimenté rechigne à abandonner l'approche académique, tour d'ivoire du traitement d'un patient. Cette approche, que je considère comme devant être de nature empirique à bien des égards, s'impose aussi quand un régime devient un élément important du diagnostic et du traitement. Au fil des ans, après bien des tâtonnements, j'ai mis en pratique un certain nombre de régimes et de méthodes diététiques que mes patients, souffrant de problèmes particuliers, trouvaient efficaces et faciles à suivre sous ma surveillance.

Je ne prétends pas offrir ici une compilation académique ou scientifique du diagnostic et du traitement de la maladie. Cet ouvrage se contente de décrire une approche pratique des problèmes médicaux les plus courants, afin d'éduquer le public et encourager la profession médicale à adopter, lorsque cela est possible, des procédures médicales simples.

État congestif du cœur

Sous l'effet de tensions diverses, le muscle cardiaque est parfois incapable d'assumer une circulation satisfaisante. Il peut en résulter des enflures aux pieds, une accumulation de liquide dans les poumons (insuffisance respiratoire) ou dans d'autres parties du corps (enflure du foie, etc.). Cette insuffisance caractérisée, à laquelle on a donné le nom de

« défaillance congestive cardiaque », se traite d'une seule et unique façon, sans tenir compte de la nature de la maladie du cœur qui est à son origine.

Il est impératif d'enseigner à tout cardiaque comment prévenir une défaillance cardiaque aiguë, c'est-à-dire le début d'une soudaine et grave défaillance respiratoire, quelle qu'en soit la nature: congénitale, valvulaire, hypertensive, infarctus du myocarde (maladie coronarienne). En termes posés, je décris à chacun de mes malades du cœur la nature de son mal, les symptômes qu'il peut ressentir, et comment il peut participer à sa guérison.

Je souligne particulièrement les points suivants:

1. CONTRÔLE QUOTIDIEN DU POIDS

Une bonne balance est un instrument indispensable pour diagnostiquer, soigner et traiter une défaillance cardiaque de nature congestive. Le patient doit se peser quotidiennement, avant le petit déjeuner, et tenir à jour les variations de son poids. Une augmentation de poids chez le cardiaque indique généralement une accumulation excessive de liquide. Chaque litre d'eau pèse environ un demi-kilo. Une augmentation d'un kilo peut donc signifier une rétention indue de deux litres de liquide environ. Il faut apprendre au malade comment il peut se servir d'un diurétique pour vérifier si l'augmentation de son poids correspond à une rétention de liquide ou à une accumulation de graisse, car il n'existe pas d'autre méthode sur laquelle s'appuyer avec certitude pour ce genre de diagnostic. On peut, en cas d'urgence, administrer le diurétique sous forme d'injection. Si l'augmentation de poids est due à une rétention de liquide, celui-ci sera éliminé par les voies urinaires.

2. LE SEL DANS LE RÉGIME

Quand la circulation sanguine est ralentie, les reins sont incapables d'éliminer convenablement le sel et l'eau. Aucune étude, simple ou poussée, ne peut nous renseigner sur la quantité de sel (sodium) que le cœur d'un malade cardiaque peut assimiler sans danger. Nous savons seulement que les ions de sodium retiennent l'eau dans les tissus et les sécrétions du corps.

Aucun malade susceptible d'être victime d'une défaillance cardiaque grave ne doit ajouter de sel à sa nourriture. L'observation minutieuse, les essais concluants ou non et les erreurs peuvent nous indiquer jusqu'à quel point il lui faut bannir le sel de sa nourriture. Pour les malades du cœur des catégories III et IV (très graves), il n'est plus question d'utiliser du sel (voir la liste des aliments permis et défendus). Le substitut de sel, sans sodium, peut être permis.

Avant que la médecine ait déterminé l'importance du sel (sodium) et ait défini les diurétiques efficaces, le seul moyen dont on disposait pour éliminer l'excès de liquide séreux était d'inciser les poumons pour en extraire le liquide accumulé. Un interne de 1933, à l'hôpital Bellevue de New York, résumait ainsi son travail: « Ma tâche consistait à extraire l'excès de liquide de quatre à huit patients par jour. »

J'ai eu le privilège d'être présent quand le docteur H. A. Shroeder, de l'Institut Rockefeller, à l'invitation de l'Association des médecins américains d'Atlantic City, fit état, pour la première fois, de l'importance scientifique du sodium. C'était un concept révolutionnaire. Avant cette conférence, nous avions limité l'extraction du liquide séreux des poumons à 800 cc par jour, sans tenir compte de la douleur que cette opération provoquait. Aujourd'hui, aucun malade du cœur, aussi gravement atteint soit-il, ne devrait présenter d'œdèmes (accumulation excessive de liquides) ou avoir le souffle court.

3. LES DIURÉTIQUES

Grâce à l'utilisation appropriée des diurétiques modernes, il est devenu très rare qu'un patient, même souffrant d'une grave maladie de cœur, doive consommer ses aliments sans sel, ce qui les rend insipides et immangeables. La liste des herbes autorisées que vous trouverez dans ce chapitre vous permettra de rendre vos aliments plus appétissants.

Par ailleurs, on dispose d'un certain nombre de diurétiques à prendre par voie buccale, chaque jour ou plusieurs fois par semaine, pour aider les reins à éliminer le sel et l'eau.

Ces médicaments permettent souvent aux cardiaques de mettre une quantité presque normale de sel dans leurs aliments. Le dosage des diurétiques variera selon l'état du cœur du patient et la quantité de sel ingérée.

La courbe de poids du patient, tenue au jour le jour, permettra de déterminer le dosage des diurétiques. On doit en prendre aussitôt que le poids grimpe d'un kilo. N'attendez pas d'avoir le souffle court et les chevilles enflées. Il est facile ainsi de fixer la règle à suivre en ce qui concerne ce dosage.

4. LA DIGITALINE

Ce médicament augmente l'efficacité du muscle cardiaque. Il ne faut pas cesser de le prendre ou d'en modifier la dose sans le consentement du médecin.

5. LE CHLORURE DE POTASSIUM

Un faible taux de potassium dans votre corps peut entraîner une faiblesse musculaire et parfois des nausées. Les diurétiques ont tendance à provoquer une perte de potassium lorsqu'ils sont administrés pendant une longue période. Dans un tel cas, on administre le chlorure de potassium par voie buccale, rarement par piqûre. (Voir, en fin de chapitre, la liste des aliments riches en potassium.)

Lorsqu'une telle administration soulage la défaillance congestive cardiaque, le cœur est en état de maintenir une circulation sanguine satisfaisante et le patient peut reprendre la plupart de ses activités normales. En fait, l'efficacité du cœur en sera très souvent accrue.

Dans l'état de nos connaissances actuelles et avec les agents thérapeutiques dont nous disposons, il est possible de soulager, à de rares exceptions près, les patients, quelle que soit la gravité du cas qu'ils présentent.

6. REPOS ET ACTIVITÉS

Les patients qui souffrent d'une défaillance congestive cardiaque ont besoin de repos, c'est-à-dire, d'une façon générale, de restreindre leurs activités. Ce qui ne veut pas dire qu'ils doivent se coucher. En fait, la plupart d'entre eux se trouvent très bien de se reposer assis et, dans la majorité des cas, tout ce dont ils ont besoin est de modérer leurs activités.

La question le plus souvent posée par de tels patients est la suivante: « *Qu'est-ce qu'il m'est permis de faire?* » La réponse de votre médecin est simple et facile à comprendre. Tout ce que vous pouvez faire sans difficulté, c'est-à-dire sans avoir le souffle court et sans ressentir de douleurs ou de fatigue anormale, vous pouvez le faire en toute sécurité. Plus vous êtes actif, mieux vous vous sentirez. Évitez les sports de compétition ou toute activité qui impose un effort subit et violent. Il n'y a rien de plus simple ni de plus sage que de se conformer à ce conseil.

Aliments permis dans les régimes pauvres en sodium

- Les légumes frais, cuits ou crus.
- Toutes les viandes, volailles et gibiers frais. Les poissons, mais en prenant soin de les tremper une demi-heure dans l'eau avant la cuisson car on les expédie souvent dans du sel.
- Tous les fruits, cuits ou crus, y compris les fruits, gelées et confitures en boîte.
- Le pain azyme.
- Gâteaux et tartes faits à la maison, avec de la poudre à pâte de phosphate de calcium.
- Huîtres et clams crus, crabe, homard, crevettes, pétoncles.
- Ginger ale.
- Lait, un verre par jour.

- Assaisonnements, voir la liste plus loin.
- Exemple de menu de restaurant: huîtres ou clams avec du jus de citron, coupe de fruits ou tranche de melon (sans jambon prosciutto). Poisson, volaille ou viande, que vous commanderez « cuit sans sel », une pomme de terre au four, et un légume qui sera probablement un peu salé. Dessert: sorbet, fruit frais ou cuit. Si vous prenez du beurre, jamais du beurre salé.

Aliments défendus dans les régimes pauvres en sodium

- N'utilisez que le minimum de sel dans la cuisson; à table, n'ajoutez jamais de sel.
- Pas d'assaisonnements contenant du sodium, comme l'oignon, l'ail et le sel de céleri, pas de glutamate de sodium.
- Pas de beurre ni de margarine salée.
- Pas de viandes ni de poissons salés, séchés, fumés, en boîte ou marinés; pas de corned-beef, jambon, bacon, lard salé, saumon fumé, saucisses, bologne, salami, pastrami, langue.
- Pas de légumes en boîte sauf si la mention « sans sel » apparaît sur l'étiquette.
- Pas de soupes préparées à l'avance, en boîte ou en poudre; pas de cubes ni de sachets de bouillon.
- Pas d'aliments surgelés ou en boîte, y compris les collations et repas qu'on prend devant la télévision, ainsi que les sauces et les spaghettis vendus tout préparés.
- Pas de hors-d'œuvre ni de canapés.
- Pas de fromages, sauf le fromage blanc frais en crème ou en grains, sans sel.
- Pas d'olives, qu'elles soient vertes ou noires.
- Pas de concombres, relish, choucroute.

- Pas de noix ni de craquelins salés, bretzels, croustilles, popcorn salé, sandwichs salés. En fait, tous les craquelins et biscuits doivent être défendus parce qu'ils sont presque tous cuits avec du bicarbonate de soude.
- Pas de beurre d'arachides (sauf s'il est à faible teneur en sodium, diététique)
- Pas de céréales prêtes à manger, sauf le blé filamenté.
- Pas de pain ordinaire ni de petits pains.
- Pas de sauces ni d'assaisonnements vendus dans le commerce: ketchup, moutarde, mayonnaise, vinaigrette, soja, beurre, Worcestershire, raifort, et autres sauces et assaisonnements piquants; pas de sauces ni d'extraits de viande; pas d'attendrisseur de viandes; pas de sirop et de mélasse de commerce.
- Pas de bicarbonate de soude, pastilles de sel, poudre à pâte; pas de médicaments contenant du sel (vérifiez sur l'étiquette).
- Nombre de boissons gazeuses contiennent du sodium et sont défendues, en particulier le club soda, à moins qu'il n'y ait la mention « sans sel » sur l'étiquette.
- Pas de mélanges à petits pains, biscuits, crêpes ou gâteaux vendus dans le commerce.

Assaisonnements, épices et herbes permis dans les régimes pauvres en sodium

Ail
Amande, extrait
Aneth
Anis
Basilic
Bouillon, en cube, *faible* en sel, diététique si moins de 5 mg de sodium par cube
Cannelle
Cardamome
Carvi

Cayenne
Cerfeuil
Chili, poudre
Chocolat
Ciboulette
Citron, jus
Coriandre
Cumin
Curcuma
Estragon
Fenouil
Genièvre
Gingembre
Girofle, clous
Ketchup, diététique
Limette, jus
Macis
Marjolaine
Menthe
Menthe poivrée, extrait
Miel
Moutarde, sèche
Muscade, noix
Noix, extrait
Noix de coco
Oignon, frais
Orange, extrait
Origan
Oseille
Paprika
Pavot, graines
Persil
Piment
Poivron frais, vert ou rouge
Poivron noir, rouge ou blanc
Pourpier
Quatre-épices
Raifort, racine ou préparé sans sel
Romarin
Safran

Sarriette
Sauge
Sésame, graine
Sucre, succédanés sans calories
Thym
Vanille, extrait
Viande, attendrisseur, diététique seulement, à faible teneur en sel
Viande, extrait, diététique seulement, à faible teneur en sel
Vin, pour donner du goût
Vinaigre

Aliments riches en potassium

Abricots
Agneau
Asperges
Banane
Bœuf
Brocoli
Bruxelles, choux
Cantaloup
Dinde
Figues
Ignames
Lait, entier, écrémé
Noix, non salées
Orange
Orange, jus
Pamplemousse
Pamplemousse, jus
Poisson
Pommes de terre
Poulet
Pruneaux, jus
Pruneaux, non cuits
Raisins
Thon, en boîte
Tomates

Je n'insisterai jamais assez, et votre médecin vous le confirmera, sur le fait que seule l'expérience — faite d'essais et d'erreurs — indiquera jusqu'à quel point le sel doit vous être interdit.

Allergies aux aliments

Les allergies sont des maladies fascinantes à soigner. Certaines sont faciles à identifier et à traiter, mais d'autres demandent un véritable travail de détective. Avec les allergies seulement, le profane peut avoir une bonne idée de la complexité et de la rapidité des réactions de notre organisme à tout agent pathogène.

Dans le diagnostic des allergies, le facteur le plus important est sans contredit une bonne dose de perspicacité. Avoir une irritation à l'œil peut signifier que vous l'avez frotté avec vos doigts après qu'un corps étranger se soit posé sur eux qui a provoqué l'irritation, comme du poli à ongle. Une éruption chronique de pus ou de sang sur vos mains peut signifier que vous êtes sensible au détergent à vaisselle.

Ce sont là des cas faciles à résoudre. Il n'y a pratiquement pas de limites aux sources possibles. Les spécialistes, à cause de leur grande expérience, arrivent très souvent à trouver l'agent allergène là où personne d'autre n'y songerait.

Les maux de tête chroniques, les malaises abdominaux récurrents, les diarrhées épisodiques ou chroniques, l'urticaire et un bon nombre d'autres maladies sont souvent causés par une allergie alimentaire. Dans ces cas-là, les tests cutanés sont souvent désappointants.

Le régime antiallergique qui suit est fort simple et efficace. Il a été conçu, il y a une vingtaine d'années, par le docteur Walter C. Alvarez, interniste à la clinique Mayo. Son diagnostic et son approche thérapeutique des maladies sont simples et intéressants, souvent très efficaces là où de nombreux autres médecins d'un plus grand renom échouent.

Si on croit qu'une allergie alimentaire a provoqué les symptômes du patient, il faut suivre scrupuleusement pendant trois jours le régime antiallergique. Au bout de ces trois jours, s'il n'y a pas de soulagement, cela veut dire dans la plupart des cas que l'alimentation n'est pas à l'origine des symptômes. Si le mal de tête, l'urticaire ou tout autre symptôme persiste pendant ces trois jours, le patient doit alors ajouter, petit à petit, à son menu, des aliments divers pour essayer d'identifier l'agent allergène. Je suppose, évidemment, que vous le faites sous la direction de votre médecin.

Une réaction allergique à un aliment quelconque que vous mangez rarement est facile à identifier, comme l'urticaire provoquée par le homard. Les symptômes provoqués par votre sensibilité à un aliment surviennent trois ou quatre heures après leur ingestion. Il n'est pas facile d'identifier une allergie provoquée par un aliment qu'on mange couramment. Une personne allergique au poulet, par exemple, peut tomber malade après avoir pris une soupe qui contient du poulet sans qu'elle le sache. Quelqu'un sensible au lait peut tomber évanoui après avoir mangé une salade dont l'assaisonnement contenait un peu de roquefort.

La découverte d'une allergie difficile à détecter est un dénouement heureux pour l'interniste et un soulagement pour le patient. Il n'est pas rare que certaines personnes souffrant d'allergie aient été considérées comme des « psychonévrotiques » ou que leurs maux de tête aient été classés comme simples migraines. De tels diagnostics cachent souvent une impéritie du médecin à détecter la véritable source de l'allergie du patient.

Je pense à un cas en particulier où la patiente avait subi l'opération de l'appendicite. C'est un opération bénigne mais sa convalescence était longue. Elle souffrait de vomissements et de douleurs abdominales récurrentes. On lui avait prescrit des œufs battus pour la « remonter ». Finalement, on s'aperçut que ses symptômes revenaient tous les jours, une demi-heure après qu'elle eut pris son œuf battu: son problème était résolu. A noter qu'on s'apprêtait à lui faire subir un traitement psychiatrique parce qu'on croyait que son comportement était d'ordre émotionnel, étant donné qu'on ne trouvait aucune raison clinique à ses douleurs physiques.

Régime antiallergique

Il permet d'identifier rapidement toute allergie alimentaire. Il faut le suivre scrupuleusement pendant trois jours.

Petit déjeuner quotidien

Du gruau d'avoine avec un peu de beurre ou de sucre.

Déjeuner et dîner quotidiens

Une côtelette d'agneau ou un carré de mouton, grillé, rôti ou frit dans le beurre.

Carottes et riz avec beurre.

Boissons permises

Seulement de l'eau; pas de lait ni de café, thé, sodas.

Dessert

Poires ou pêches, en compote.

Aucun laxatif ni gomme à mâcher

Ayez toujours présent à l'esprit que le but de ce régime n'est pas d'aider le patient à perdre du poids mais de découvrir ce qui le rend malade. Si le patient présente toujours les mêmes symptômes après trois jours de ce régime, vous pouvez être à peu près certain que ce n'est pas un aliment qui en est la cause.

Par contre, si les symptômes ont disparu pendant ces trois jours, ajoutez-y petit à petit d'autres aliments: le lait, les œufs, le blé, les crustacés et le chocolat sont ceux qui provoquent le plus souvent des allergies; aussi est-il bon de commencer par ceux-là. Pour rendre les choses encore plus compliquées, il arrive parfois que plus d'un aliment soit en cause.

DIVERS CAS DÉCELÉS PAR LE RÉGIME ANTIALLERGIQUE

Je vous donne ci-dessous le détail de plusieurs cas d'allergies que j'ai soignées, afin que vous ayez une idée des problèmes à résoudre et des solutions à apporter.

Cas A — « Aussitôt après la naissance de mon premier enfant, j'ai commencé à avoir des maux de tête sporadiques. Le docteur T. me fit alors remarquer que ces maux de tête pouvaient être causés par quelque aliment. J'ai suivi pendant trois jours le régime antiallergique et je n'ai pas eu mal à la tête pendant cette période.

« Les jours suivants, j'essayai de nouveaux aliments et je me sentais toujours aussi bien. Quand j'arrivai enfin aux œufs, mes maux de tête reprirent. J'ai recommencé par trois fois à en manger pour vérifier la coïncidence.

« Pendant six mois, j'ai éliminé les œufs de mon régime. Puis le docteur T. m'a suggéré d'en remanger, mais en petites quantités. Après un certain temps, j'ai pu les tolérer à nouveau.

« Cinq ans plus tard, j'ai donné naissance à mon second enfant et j'ai souffert encore de cette allergie aux œufs. De nouveau, je les ai éliminés de mon régime, ainsi que leurs dérivés. Ç'a marché. Plus tard, j'ai pu les tolérer comme je l'avais déjà fait. »

Cas B — « Il y a une vingtaine d'années, je souffrais souvent de vomissements et de diarrhées. Le médecin m'avait fait suivre un régime lacté et d'œufs battus. Rien à faire. Je me suis déshydratée. On m'a hospitalisée et nourrie au sérum. Ensuite, le même régime, œufs battus et lait entier. Encore plus de vomissements et de diarrhées, avec des douleurs abdominales.

« A plusieurs reprises, la diététicienne se trompa et me donna à manger, entre autres, un sandwich à la dinde. Puis on me donna mon congé... très faible et amaigrie...

« Je suis allée chez mes parents pour ma convalescence. Régime lacté de nouveau. Redoublement des douleurs abdominales. Au bout de quelques jours, j'avais si mal qu'on me mena en ambulance dans un autre hôpital. Après une radiographie, on diagnostiqua une occlusion intestinale.

« On m'opéra et on me mit de nouveau au régime lacté. Et de nouveau, vomissements, diarrhées et douleurs abdominales. Le docteur T. vint me voir, me posa des questions et comprit que mes symptômes étaient directement liés aux œufs battus que je prenais. Il me les supprima immédiatement.

« Depuis lors, j'ai évité de prendre du lait et de manger des œufs. Parfois, lorsque je mange des aliments que je ne devrais pas prendre, comme des crêpes ou du pouding, les symptômes reviennent. Un jour, j'ai essayé de boire du lait, 30 ml seulement: le cœur me cogna si fort que je n'ai jamais plus recommencé depuis. »

Cas C — « Au cours des années, à certaines périodes, j'ai souffert d'ulcères aigus, de graves maux de tête, de douleurs d'estomac, de nausées, de diarrhées et de malaises divers. Aucun test biologique ou examen neurologique ne put identifier la cause de ces maux.

« On me conseilla de me mettre à un régime. Celui-ci consistait à manger du fromage, des crèmes à base de lait et du lait entier. Ma mère, pleine de bonnes intentions, insistait pour que je prenne chaque jour un œuf battu pour me « fortifier ». Mes symptômes persistaient.

« Quelques années plus tard, mes deux filles commencèrent à ressentir les mêmes symptômes. Je limitai leur régime aux produits laitiers et aux œufs. Les maux de tête et les nausées s'intensifièrent. Toute mère comprendra mon désespoir. Un jour, j'ai parlé de cette situation embarrassante au docteur T.

« Il soupçonna une allergie alimentaire. Mes filles et moi essayâmes le régime antiallergique. Les maux de tête du matin, les nausées et les douleurs abdominales cessèrent. En 24 heures, tous les symptômes avaient disparu. Grâce à une simple déduction, il avait découvert que les produits laitiers et les œufs étaient à l'origine de tous nos malaises.

« Le docteur T. m'affirma que je pourrais, après six mois, reprendre de petites quantités de produits laitiers et d'œufs. Je suis heureuse de constater que nous sommes toutes les trois désormais en bonne santé. Lorsque ces symptômes désagréables réapparaissent, tout ce que j'ai à faire est de surveiller notre régime. »

Cas D — « Mes éruptions ont commencé en mai 1976. Ça commencait toujours à l'aisselle gauche ou sur mes cuisses.

Au début, elles se présentaient sous la forme d'une série de petits points rouges, disposés en lettre C, mais jamais boutonneux. Lorsque l'éruption s'agrandissait, elle formait un cercle ou une couronne. Elle partait du centre vers l'extérieur et présentait toujours la même forme circulaire, tandis que le centre redevenait normal. Les nouvelles rougeurs étaient visibles sous la peau avant qu'elles ne fissent surface pour mûrir. Quelquefois, ça démangeait.

« J'ai consulté un dermatologue qui m'a traitée pendant deux mois sans résultat. Il me prescrivit des antihistaminiques, de la pommade à base de cortisone et des piqûres de cortisone. Les pilules m'ont fatiguée et rendue nerveuse. Les piqûres faisaient disparaître l'éruption momentanément car elle revenait quelques jours plus tard si on ne les continuait pas. On pratiqua une biopsie pour savoir si l'éruption était provoquée par des fungi. Examiné en laboratoire, le tissu prélevé indiqua une abondance anormale d'histamines.

« Je me suis fait également examiner par un autre dermatologue qui me prescrivit des pilules à me rendre malade (nervosité, angoisse, souffle court). Les doses étaient graduelles mais ne firent pas disparaître mon éruption. Des tests sanguins avaient aussi été prescrits par les deux médecins.

« En août, l'éruption s'était répandue sur mes bras, mes jambes, mes cuisses et même sur les fesses.

« Mon médecin de famille me conseilla de prendre par voie buccale 8 mg de cortisone tous les deux jours, ainsi que des antihistaminiques tous les jours pour me débarrasser de l'éruption. L'éruption disparut jusqu'en février où elle reprit de plus belle. Un ami pédiatre, spécialiste en allergies, me fit remarquer que l'éruption pouvait être une simple inflammation de peau causée par un contact qui provoquait de l'allergie. Il me conseilla de ne porter que des vêtements de coton et de n'utiliser que du savon neutre pour ma lessive et mon usage personnel. Mais les résultats furent nuls et je revins à mes pilules de cortisone.

« En mars, je consultai une dermatologue qui pensait que je réagissais à un produit chimique. Elle me conseilla une pâte dentifrice spéciale et me recommanda d'éviter les aliments contenant des colorants et des adjuvants artificiels.

Ce qui sembla arrêter la progression de l'éruption mais ne la fit pas disparaître. Elle m'envoya alors consulter un allergiste qui émit le même diagnostic que sa consœur. Entre-temps, j'avais à subir un tas de tests sanguins et même certains de nature parasitaire. Tous négatifs. On me remit à la cortisone, six pilules de 5 mg par jour. Je devais diminuer la dose progressivement et continuer les autres médications. Finalement, l'éruption disparut en septembre.

« En avril 1978, elle revint. Je recommençai à prendre mes pilules, ce qui me soulagea. Mais lorsque, petit à petit, je diminuais mes six pilules quotidiennes de 5 mg à seulement deux, l'éruption revenait.

« En mai, le docteur T. prit connaissance de mon cas (il était le médecin de mon mari et est devenu depuis le mien). Il me conseilla de faire une fois pour toutes un test qui indiquerait si l'éruption était reliée à une allergie alimentaire. Son test consistait à suivre un régime spécial limité à trois jours: gruau d'avoine, sucre, beurre, riz, agneau, carottes, poires en boîte (pas de café, pas de thé); il était d'accord pour que je continue à prendre *deux* pilules de cortisone de 5 mg par jour. Trois jours plus tard, l'éruption commençait à s'estomper et, deux jours après, elle disparaissait.

« Le docteur T. me fit ensuite ajouter à mon régime, en grande quantité, un aliment nouveau à la fois. Si cet aliment ne provoquait pas le retour de l'éruption après cinq heures, il était sans danger. Tous les trois ou quatre jours, j'essayais un nouvel aliment. Je fus bientôt en mesure d'arrêter toute la médication. Après trois mois, je découvris que tout aliment ou plat contenant une quantité appréciable de farine blanche, de fleur de farine ou de son, faisait réapparaître l'éruption. Comme le café d'ailleurs.

« Je suis persuadée que l'allergie dont j'ai tant longtemps souffert ne reviendra plus et j'en suis reconnaissante au docteur T. »

Résumé

Le régime antiallergique est simple et peu coûteux. Vous et votre médecin conviendrez qu'il s'agit là non seulement d'un diagnostic efficace et d'une approche thérapeutique valable, mais aussi de la seule procédure réaliste à suivre.

CÔLON NORMAL

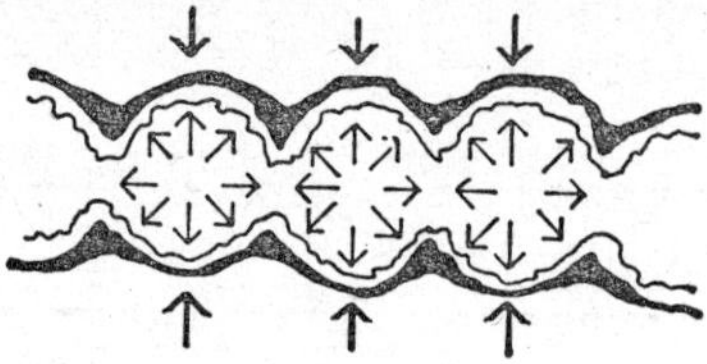

CÔLON ATTEINT DE DIVERTICULOSE

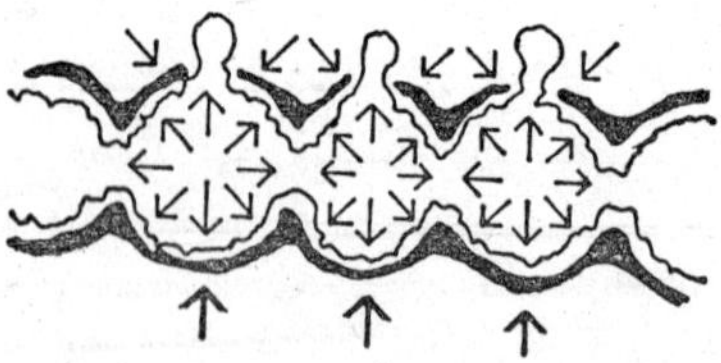

Diverticulose et diverticulite

La diverticulose est certainement l'affection la plus répandue qui touche le gros intestin. La diverticulose colique est une cavité anormale qui se développe sur le tissu interne du côlon à travers le muscle intestinal. Un diverticule peut varier en grosseur depuis un repli à peine visible jusqu'à celle d'un sac de deux centimètres ou plus de diamètre. La diverticulose est la présence de deux diverticules ou plus, pouvant parfois aller jusqu'à la centaine.

La diverticulite est l'inflammation d'une ou de plusieurs de ces cavités. Elle provoque des douleurs et une grande sensibilité dans la région de l'inflammation et peut s'accompagner de fièvre et d'un nombre élevé de globules blancs. Cette affection nécessite un traitement d'urgence. Au premier stade, on peut la traiter facilement sur le plan médical. Mais, si on la néglige, il peut se former un abcès et on doit alors recourir à la chirurgie.

J'ai vu la mode des régimes contre la diverticulite passer des aliments sans consistance aux régimes aujourd'hui populaires comprenant des aliments très consistants. À mon humble avis, le régime n'a que peu ou pas d'importance dans ce cas. Le cas du sportif, que je relate plus loin, n'est pas isolé. Trop souvent, on fait suivre aux patients des régimes inutiles. Si un patient estime qu'un tel aliment peut lui causer une attaque de diverticulite, il est évident qu'il doit s'abstenir prudemment dans ces circonstances de consommer cet aliment qui peut lui être néfaste.

Tout le monde devrait se souvenir en tout temps que, lorsqu'on ressent une douleur abdominale accompagnée de sensibilité à l'endroit où elle se manifeste, il faut immédiatement consulter le médecin. En fait, toute sensibilité abdominable doit être considérée comme un cas d'urgence. Une douleur non accompagnée de sensibilité à sa source est rarement un cas d'urgence même si elle fait très mal. Mais il est toujours préférable, cependant, de consulter votre médecin.

Il peut y avoir diverticulite, surtout chez les personnes âgées, lorsqu'une douleur dans la région inférieure du ventre est accompagnée de sensibilité au toucher et, dans de rares cas, lorsque cette sensibilité affecte la région supérieure du ventre.

Dans de tels cas, je prescris à mes patients d'éviter les purgatifs et de commencer immédiatement un traitement antibiotique. Par expérience, je prescris toujours de la sulfadiazine, 1 gr. Dans cet ouvrage, j'ai toujours évité de recommander un médicament en particulier mais, dans ce cas-ci, je n'hésite pas. L'exception confirme la règle.

On doit toujours cependant avoir à l'esprit que la sulfadiazine peut provoquer des allergies comme tout autre médicament. Une éruption est le signe le plus évident d'une allergie. Il peut arriver que la sulfadiazine provoque de la fièvre. On doit faire, tous les cinq jours, le compte des globules blancs.

Il est évident que je suis un partisan de la sulfadiazine. Je crois, également, qu'il est déplorable que des spécialistes plus jeunes que moi, bien informés et spécialistes des maladies infectieuses, ne prescrivent pas la sulfadiazine. Ils font appel à des antibiotiques plus récents qui, à mon avis, ne sont pas ausi efficaces pour le traitement de cette affection. Bon nombre de ces docteurs, à cause de leur âge, connaissent mal les sulfamides qui ont précédé les antibiotiques modernes.

De plus, il est difficile de faire valoir la réaction des organismes aux sulfamides parce que le milieu où croissent ces organismes inhibe l'action antibiotique des sulfamides. Mon enthousiasme concernant l'emploi de la sulfadiazine repose sur de nombreux succès obtenus au cours de mes longues années de pratique médicale. Aucun de mes patients n'a jamais eu à subir d'opération pour rupture diverticulaire après avoir suivi le traitement que je lui ai prescrit.

Il arrive parfois que des patients subissent des attaques récurrentes de diverticulite. Dans de tels cas, 0.5 gr de sulfadiazine, le matin et l'après-midi, suffira le plus souvent à enrayer et à garder leur diverticulite inhibée. J'ai des patients qui ont suivi ce programme pendant plus de vingt ans, avec d'excellents résultats.

Cas typiques de diverticulite

En quelques mots, voici le cas d'une femme qui souffrait de diverticulite et qui suivit le régime conseillé ici. Pendant les vacances, son mari m'envoya une carte postale: « Ann a été sage, elle a suivi vos conseils, est guérie et monte maintenant chaque jour à cheval. » En post-scriptum, Ann a ajouté: « Pas de fièvre, pas de zone sensible. En bonne forme. Merci mille fois. »

Voici l'histoire du sportif auquel j'ai fait allusion plus tôt: « Il y a un adage qui dit: « Tu dois payer pour avoir quelque chose », mais il y a des exceptions à cette règle. Deux ans plus tôt, j'ai reçu un conseil gratuit du docteur T. qui, non seulement m'a sauvé la vie, mais m'a également permis d'en profiter et de pouvoir manger à mon goût après huit ans de régime sévère et quelque 16 mois d'hospitalisation. En 1968, j'ai subi trois opérations qui m'ont pratiquement paralysé pendant un an. Chaque opération nécessita trois semaines d'hôpital et trois autres semaines de convalescence.

« À partir de 1970, j'ai eu trois ou quatre attaques de diverticulite qui ont duré deux semaines chacune; elles étaient douloureuses et m'ont considérablement gêné. Je pris des antibiotiques par voie buccale, sans résultat, et je dus les prendre ensuite par voie intraveineuse. Le docteur T. me conseilla alors: « Essayez donc la sulfadiazine. C'est le seul médicament dont nous disposions pendant la guerre et chacun de mes malades n'a jamais subi de perforation intestinale. » J'avais déjà subi une perforation qui avait provoqué une péritonite.

« En 1975-76, au temps des Fêtes, je suis resté trois semaines à l'hôpital. En février 1976, lors d'une excursion au Yucatan, j'ai eu une autre attaque mais j'avais pris la précaution d'emmener avec moi des tablettes de 500 mg de sulfadiazine. J'en pris six durant la nuit et six autres le jour suivant.

« De retour chez moi, je fis faire une énumération de mes globules blancs. Elle était de 6 500 alors qu'auparavant elle oscillait entre 10 000 et 15 000. Quelle différence!

« Depuis mes attaques de février et d'avril, que j'ai soignées aux sulfamides, j'ai pu manger tout ce que je voulais: céleri, pois, fèves de Lima, chou et même des noix. Mes contractions péristaltiques sont devenues normales après huit ans de difficultés. »

L'expérience que j'ai vécue avec un de mes amis intimes, qui est aussi mon dentiste, montre jusqu'à quel point ce problème est courant. Un beau matin, le docteur H. est venu à mon cabinet pour me dire qu'il ressentait depuis cinq jours une douleur dans la région inférieure droite du ventre. L'examen que je fis montra de la sensibilité et une légère résistance dans cette région. Le compte des globules blancs s'élevait à 10 000 au lieu des 6 000 qui était normalement le sien.

Pour une personne plus jeune présentant ces symptômes classiques de l'appendicite, il y aurait certainement eu lieu de prescrire l'opération. J'expliquai donc la situation au docteur H. et je lui conseillai de prendre de la sulfadiazine parce qu'il pouvait s'agir d'une diverticulite du côlon droit. Et même si c'était une appendicite, il y avait de fortes chances que ce médicament permette d'éviter l'opération.

D'autre part, si l'intervention chirurgicale mettait en évidence un cas de diverticulite, il aurait alors à subir une opération compliquée qui l'obligerait à cesser ses activités pendant un certain temps. Même s'il s'agissait d'une rupture de l'appendice, j'étais certain que la sulfadiazine pouvait intervenir de façon telle qu'elle pourrait contrôler d'une façon satisfaisante la situation.

Deux jours plus tard, tous les symptômes avaient disparu. Au bout de trois semaines, un lavement baryté permit de déceler des diverticules dans le côlon. C'était en 1972 et il n'y eut aucune récurrence.

Voici un autre cas, tel que raconté par un patient: « Un mois après une attaque de diverticulite, la radiographie a révélé l'existence d'une diverticulose. Je m'inquiétais car plusieurs de mes amis avaient souffert de la même affection, et tous d'une manière très douloureuse. L'un est même décédé à la suite de plusieurs opérations et les autres furent gravement handicapés par cette maladie et les opérations qu'ils subirent.

« Le docteur T. me prescrivit deux tablettes de sulfadiazine trois fois par jour, lors d'une attaque qui dura deux jours. De plus, il me conseilla, dans le cas d'un retour des douleurs abdominales et d'une sensibilité anormale, de prendre deux tablettes de sulfadiazine, trois fois par jour, et de le contacter ou de voir un autre docteur, si j'étais en voyage.

« Sur le conseil du docteur T., j'emportais toujours, lorsque je partais en voyage, une ordonnance me prescrivant de la sulfadiazine. À plusieurs reprises, j'ai eu des douleurs et j'ai pris de la sulfadiazine comme il me l'avait indiqué. En dix-huit ans, je n'ai jamais eu de problèmes graves. »

Le diabète

Les recherches récentes mettent en évidence plusieurs causes et mécanismes compliqués qui sont à l'origine de cette maladie. Mais il y a encore de nombreuses divergences d'opinion quant à la définition même du diabète. À la base, c'est une incapacité de brûler ou d'utiliser convenablement le glucose de sorte que son taux s'élève dans le sang à un niveau anormal. Il est rejeté dans l'urine.

L'insuline est l'hormone indispensable au métabolisme pour assimiler le glucose. Chez certains diabétiques, il y a incapacité totale de produire de l'insuline. Pour d'autres, cette incapacité varie.

Chez les diabétiques, le régime alimentaire est d'une importance capitale. Autrefois, on leur prescrivait des régimes compliqués et difficiles à suivre et, malheureusement, certains médecins et métabolistes continuent de le faire. Ils exigent une pesée minutieuse de tous les aliments et un calcul compliqué du pourcentage des hydrates de carbone, des graisses et des protéines. Un régime, dans le cas du diabète, ne nécessite pas des mesures aussi extrêmes, sauf dans certains cas particulièrement graves.

La plupart des diabétiques adultes sont trop gros et n'ont pas de corps cétoniques dans les urines. Nombre d'entre eux ne savent même pas qu'ils sont diabétiques lorsque les symtômes sont peu apparents et que les variations de leur taux de sucre dans le sang ne sont pas importantes. Ils suivent parfois un régime qu'ils s'imposent par expérience, ayant constaté qu'ils se sentent mieux lorsqu'ils mangent ou évitent de manger tel ou tel aliment.

Le « diabète juvénile » est très difficile à contrôler et exige une surveillance sévère. Un tel diabétique peut facilement tomber dans le coma hypoglucémique par excès d'insuline et dans le coma diabétique par manque d'insuline. Le coma hypoglucémique est provoqué par un trop faible taux de glucose dans le sang; le coma diabétique est causé par le fait que le corps brûle trop de graisses parce que le glucose n'est pas convenablement assimilé, provoquant ainsi une acétonurie. Le corps peut brûler ou métaboliser un nombre déterminé de grammes de grasses. Au-dessus de cette quantité, les graisses métabolisées s'accumulent sous forme de corps cétoniques, provoquant ainsi l'acétonurie et le coma.

Les symptômes d'un trop faible taux de sucre dans le sang sont des sueurs abondantes, l'angoisse, des contractures musculaires, la faim et finalement le coma. Un morceau de chocolat, du sucre, un verre de jus d'orange ou de toute boisson sucrée apportera un soulagement immédiat s'il est pris à temps.

Le coma diabétique est souvent précipité par un malaise généralisé, un état de faiblesse, de la fatigue. C'est un cas d'urgence qui nécessite des soins médicaux spécialisés. Le coma hypoglucémique survient brusquement mais se soigne facilement. Le coma diabétique prend généralement quelques jours à se déclencher.

Le taux normal de glucose dans le sang d'une personne qui ne souffre pas de diabète est étonnamment faible: 6 à 8 gr (1½ à 2 c. à café de sucre). Comme je l'ai indiqué plus haut, l'insuline est l'hormone qui permet l'assimilation adéquate des hydrates de carbone. Lorsque le taux de glucose s'élève dans le sang à la suite de l'absorption de nourriture (ce qui survient très vite, en l'espace de quelques minutes, dans l'estomac et l'intestin grêle), le pancréas réagit en secrétant de l'insuline dans le sang pour que le glucose soit brûlé dans les différents tissus ou converti en graisses ou autres éléments constitutifs du corps. Chez le diabétique, le taux de sucre dans le sang augmente parce qu'il n'est pas métabolisé convenablement.

La ration moyenne d'hydrates de carbone est de 300 gr par 24 heures. Souvenez-vous que deux cuillerées à café de sucre dans une tasse de café ou de thé équivalent à la quantité totale de glucose circulant dans votre sang. Comment le diabétique doit-il manger? Je dis à mes patients de suivre le régime qui leur plaît à condition d'éviter le sucre à l'état pur ainsi que les boissons et aliments qui en contiennent beaucoup. Ils doivent se restreindre des aliments suivants qui sont riches en hydrates de carbone:

- Gâteaux, biscuits, tartes et pâtisseries.
- Bonbons, chocolat, guimauve et autres sucreries, gomme à mâcher (sauf celle sans sucre).
- Desserts à la gélatine, poudings du commerce et autres desserts qui contiennent du sucre.
- Confitures, gelées, marmelades.
- Boissons gazeuses, mélanges instantanés au chocolat et autres boissons sucrées, lait condensé.
- Sucre, miel, mélasse.

On peut contrôler un grand nombre de diabètes bénins qu'avec un régime alimentaire, c'est-à-dire qu'on peut maintenir un taux de sucre raisonnable dans le sang et s'assurer que ce sucre ne passera pas dans les urines. On montre aux patients comment tester leurs urines avec un papier réactif qui leur indiquera également s'ils font de l'acétone.

Si un patient passe quand même son sucre dans les urines malgré un régime adéquat, on le traitera à l'aide d'un des médicaments antidiabétiques à prendre par voie buccale. Lorsque la condition du patient est telle que ce genre de médicaments est inefficace, on doit lui apprendre à se faire lui-même des piqûres d'insuline.

Le point important à noter ici est qu'il n'est pas nécessaire de suivre un régime compliqué. Le médecin doit enseigner à son patient comment utiliser l'insuline en fonction de la diète de son choix. Le patient doit savoir comment faire face aux abus éventuels et comment ses activités sportives ou autres peuvent modifier son traitement. Un patient intelligent et bien informé est ce que le médecin peut souhaiter de mieux.

La passation du sucre dans les urines peut provoquer une perte de poids et une soif anormale. La perte de poids est occasionnée par une perte des calories et la soif, par la diurèse et la déshydratation qui s'ensuivent. Toute infection exige une surveillance plus stricte du régime et du traitement.

Je ne peux résister de faire un commentaire sur le test de tolérance au glucose. C'est un test qu'on emploie trop fréquemment pour identifier les diabètes bénins. Je m'en suis servi à l'occasion à la demande expresse d'un médecin ou d'un patient. En pratique, sa valeur est très limitée. Pour ce test, on donne à boire au patient une quantité définie de sucre, puis on teste le taux de celui-ci dans le sang et dans les urines toutes les demi-heures pendant deux ou trois heures. Tout examen médical de routine, qui comprend également les tests habituels de laboratoire, permettra de déceler facilement tout diabète bénin ou grave.

Lorsqu'il existe un désordre dans le métabolisme des graisses, on prescrit un régime adéquat et des médicaments s'il est nécessaire, pour modifier ou contrôler cette maladie. Il peut avoir comme origine l'hérédité ou de mauvaises habitudes alimentaires. On ne doit recourir à un traitement par des médicaments que si le régime se révèle inefficace. (Voir la section sur l'artériosclérose où je parle du cholestérol et des lipides.)

Hypertension
(Haute pression sanguine)

Plusieurs causes sont à l'origine de l'hypertension et certaines, comme le phéochromocytome et la coarctation aortique, nécessitent le recours à la chirurgie. Beaucoup plus rare est l'occlusion d'une artère rénale, autre cause d'hypertension qui, elle aussi, doit être traitée par la chirurgie.

La plupart des autres causes ne sont pas très bien comprises et sont groupées sous l'appellation « d'hypertensions essentielles », c'est-à-dire qui existent sans cause connue ou bien déterminée.

Heureusement, nous avons à notre disposition tout un assortiment de médicaments efficaces pour le traitement de l'hypertension. Il est très rare qu'on ne puisse trouver la bonne combinaison. Quant au régime, l'élément fondamental est de consommer le moins de sel possible. À table, on ne doit jamais ajouter de sel sur les aliments. On doit également s'abstenir complètement de tout aliment riche en sel. Les gens obèses doivent s'astreindre à conserver leur poids idéal (voir la liste des aliments pauvres en sodium dans la section qui traite de la congestion cardiaque).

Avant que des médicaments vraiment efficaces soient mis à notre disposition, on prescrivait des régimes au riz qui étaient souvent d'une grande aide. Pour les gens qui ne veulent pas prendre de médicaments, je leur donne ci-dessous un régime typique au riz. Cependant, étant donné que les médicaments sont particulièrement efficaces, je ne recommande absolument pas de suivre un régime au riz. Dans chaque cas, agissez sous la surveillance de votre médecin.

Régime à base de riz

Aliments à éviter

Tous les aliments riches en protéines, en lipides et en hydrates de carbone, sauf ceux qui sont permis; le sel, les épices et tous les légumes.

Aliments permis

- le riz et ses dérivés: flocons de riz, riz bouilli, riz soufflé.
- les fruits: tous les fruits, frais, en boîte, surgelés, sauf les dattes et les avocats.
- le sucre: le sucre blanc et le sucre brun, le miel.
- les jus de fruits: toutes les sortes, frais ou en boîte, pas plus de trois quarts de litre par jour; pas de jus de tomate.

MENU TYPIQUE POUR LA JOURNÉE

PETIT DÉJEUNER

235 ml de jus de frut avec sucre (2 c. à café)
1/2 tasse de riz avec 2 c. à café de sucre
2 portions de fruits
4 c. à café de gelée de fruits

DÉJEUNER

1/2 tasse de riz
2 portions de fruits
235 ml de jus de fruits avec sucre (2 c. à café)
4 c. à café de gelée de fruits

DÎNER

1/2 tasse de riz
2 portions de fruits
235 ml de jus de fruits avec sucre (2 c. à café)
4 c. à café de gelée de fruits

Artériosclérose, cholestérol et triglycérides

On définit d'une manière générale l'artériosclérose comme une « maladie artérielle caractérisée par le durcissement et l'épaississement des parois artérielles, provoquant ainsi une mauvaise irrigation des territoires vasculaires correspondants ». Elle est surtout fréquente chez les hommes de plus de quarante ans. Cependant, l'autopsie de nombreuses victimes de guerre a révélé que les jeunes pouvaient être aussi affectés par le premier stade de cette maladie.

L'hypertension, le diabète, un désordre métabolique et héréditaire des graisses et de mauvaises habitudes alimentaires en sont les causes les plus répandues. (Voir les sections de chapitre sur l'hypertension et le diabète.)

Le cholestérol et les triglycérides sont des termes qui, ces dernières années, sont devenus familiers. La plupart des experts ne sont pas d'accord sur la part déterminante de l'un ou des autres dans le développement de l'artériosclérose.

Des recherches internationales sur des populations diverses ont confirmé que le régime alimentaire modifiait le taux de cholestérol et des triglycérides dans le sang.

Le diagnostic et le traitement de ce qu'on appelle l'hyperlipoprotéinémie sont extrêmement délicats et nécessitent des soins médicaux spécialisés. Le but de cette courte description de l'artériosclérose est de vous signaler le plus simplement possible les aliments permis et les aliments à éviter, afin d'abaisser le taux de cholestérol et des triglycérides dans le sang. On dispose de plusieurs médicaments lorsque le régime seul se révèle inefficace.

Le régime alimentaire diététique Scarsdale est à faible teneur en matières grasses et par conséquent en cholestérol. Il est aussi relativement pauvre en aliments producteurs de triglycérides. Dans les cas de troubles lipoprotéiniques, il est important que les obèses adultes atteignent et conservent leur poids idéal. Le régime alimentaire diététique Scarsdale peut beaucoup les aider. Il est évident que votre médecin doit diriger et suivre vos progrès.

Aliments riches en cholestérol et à éviter autant que possible

Graisses, huiles, margarines — Beurre, gras de bacon, gras de viande et de volaille, lard; huiles saturées comme l'huile de noix de coco, d'olive et de palme; les margarines solides.

Produits laitiers — Lait entier et produits du lait entier, crème, crème sure; fromages faits avec de la crème ou du lait entier; produits faits avec de l'huile de noix de coco ou de palme, ou avec des graisses saturées (vérifiez la composition des ingrédients sur l'étiquette).

Viandes — La graisse de tout morceau de viande (enlevez toujours la graisse sur toutes les viandes), bacon, porc salé, côtes découvertes; abats: foie, rognons, cervelle, ris; saucisses grasses, viandes fumées, saucisson, viandes pressées et charcuteries.

Volaille — Canard, oie. Toujours enlever la peau et la graisse du poulet et de la dinde.

Crustacés — Évitez-en une trop grande consommation.

Oeufs — Limitez votre ration à trois gros œufs par semaine. Les blancs d'œufs vous sont permis sans aucune restriction.

Légumes — Sauf pour les avocats, ils sont tous permis.

Pains, gâteaux, desserts, sucreries — Tout aliment farineux cuit au four avec du beurre, de la graisse, des œufs entiers frais ou en poudre, comme des petits pains au beurre, les petits pains au lait, les beignets, les craquelins; les gâteaux, pâtisseries, tartes, biscuits; les poudings, la crème glacée, les boissons au lait chocolaté.

Divers — Évitez les aliments frits au beurre ou dans une huile saturée, les aliments à la crème; les aliments en boîte, surgelés ou présentés dans un emballage et qui ont été préparés avec du beurre, de la margarine ou d'autres graisses saturées.

Lorsqu'on doit utiliser des graisses ou de l'huile, elles doivent être non saturées comme l'huile de maïs, de coton, de carthame, de sésame, de soja, de tournesol, et la margarine. Les graisses comme les huiles (aussi bien les non saturées que les autres) sont riches en calories, c'est pourquoi elles n'entrent pas dans les divers régimes Scarsdale.

Le foie transforme les hydrates de carbone en triglycérides. Pour abaisser le taux des triglycérides dans le sang, il faut s'abstenir des aliments de la liste ci-dessus ainsi que des aliments suivants riches en hydrates de carbone:

- Gâteaux, mélanges à gâteau, biscuits, tartes, pâtisseries.
- Bonbons, chocolat, guimauve, autres sucreries, gomme à mâcher.
- Desserts à la gélatine, poudings du commerce, autres desserts sucrés.
- Confitures, gelées, marmelades.
- Boissons gazeuses, mélanges à chocolat et autres boissons sucrées, lait condensé.
- Sucre, miel, mélasse.

J'insiste sur le fait que les gens atteints d'hyperlipoprotéinémie doivent être étroitement surveillés par leur médecin. La plupart du temps, il faut prescrire des médicaments pour compléter le régime.

Voici deux conseils qui résument les précautions que les patients doivent prendre en matière de régime:

1. Évitez les aliments *riches en matières grasses* pour mieux contrôler votre taux de *cholestérol.*
2. Évitez les aliments *riches en hydrates de carbone* pour mieux contrôler votre taux de *triglycérides.*

Ulcère peptique (estomac — duoduénum)

Les soucis sont fréquemment une des causes principales de l'ulcère peptique. À cela, il n'y a pas de soulagement diététique. Personne ne peut résoudre vos problèmes personnels, si ce n'est vous-même.

En tant que médecin, j'ai assisté à des drames innombrables. Mais malgré tout, j'encourage vivement chacun à profiter le plus possible du temps qui passe. Être en bonne santé, se lever du bon pied le matin, prendre soin de soi-même, faire des choses nouvelles, rencontrer des gens qu'on ne connaissait pas, jouir de la présence de ceux qu'on aime, sont des choses tellement merveilleuses qu'on peut oublier de se faire du souci au sujet de problèmes secondaires.

J'ai l'habitude de séparer mes problèmes entre ceux qui sont « bons » et ceux que je qualifie de « graves ». Si vous prenez la vie philosophiquement, vous verrez que la plupart de vos problèmes quotidiens sont à classer dans la catégorie des « bons ».

Même la fatigue et l'énervement d'une journée bien remplie sont un « bon » problème au sens large du mot. Ce sont souvent les signes d'une vie intéressante, utile et créatrice, qu'il s'agisse d'une journée fatigante au bureau ou d'une journée passée à la maison à s'occuper d'enfants turbulents, pleins de vie et en bonne santé.

D'une manière générale, les soucis qui nous tourmentent ne sont pas aussi graves que les malaises qu'ils créent.

Le diagnostic de l'ulcère peptique est ordinairement très simple à établir à cause de ses symptômes caractéristiques: douleur abdominale dans la région supérieure ou moyenne survenant généralement un heure après les repas. Cette douleur réveille fréquemment le patient au cours de la nuit et est souvent accompagnée d'une sensibilité anormale dans cette région du ventre. On soulage les malaises abdominaux avec des antiacides ou un régime.

Le café, l'alcool et les épices aggravent généralement ces symptômes.

Le « test thérapeutique » est souvent meilleur que la radiographie, étant donné que 70 pour cent seulement des ulcères sont visibles aux rayons X. En pratique, je préfère traiter mon patient que me fier aux rayons X pour établir mon diagnostic.

Régime en cas d'ulcère

ALIMENTS À ÉVITER

- Café et thé
- Tout aliment gras et frit, y compris les sauces
- Viandes et poissons fumés et en conserve
- Porc
- Épices et condiments
- Bouillons et soupes de viande
- Tomates, jus de tomates, soupe de tomates
- Pâtisseries, confitures, noix, bonbons
- Boissons gazeuses et toniques
- Alcool

On prend les antiacides entre les repas et avant de se coucher. On peut en prendre en tout temps pour soulager une douleur ou un malaise.

Un bon nombre d'autres médicaments sont disponibles;

certains, plus récents, sont particulièrement efficaces. Consultez votre médecin.

Il faut environ six semaines pour soigner un ulcère même si les symtômes disparaissent au bout de quelques jours. Un ulcère est fréquemment récurrent, surtout au printemps et à l'automne. Un *vieil ulcère* avec lésions fibreuses peut résister au traitement. Le traitement par un régime alimentaire de l'hernie hiatale et de l'œsophagite est semblable à celui de l'ulcère peptique.

Pyrosis, brûlures et embarras gastriques

C'est, en troisième place, le genre de douleurs intestinales le plus répandu. Ce sont des douleurs pénibles et angoissantes mais il s'agit rarement, comme votre médecin vous le confirmera, d'une maladie grave. On ressent généralement une sensation de brûlure vaguement localisée derrière le milieu de la poitrine.

La cause la plus fréquente en est le café ainsi que les aliments conservés avec du benzoate de sodium. Il est curieux de noter que les oranges fraîches et leur jus sont bien tolérés, tandis que les autres dérivés de l'orange ne le sont pas. Les épices, les aliments frits, le chocolat, les oignons et les concombres sont autant d'aliments qui peuvent provoquer ces symptômes de brûlure.

Chacun doit se souvenir des aliments qu'il a mangés entre une demi-heure et deux heures avant l'apparition des symtômes afin de déceler ce qu'il ne tolère pas. Ensuite, il devra éviter de manger ces aliments qui ne lui conviennent pas ou d'en limiter la quantité.

Pour ma part, je me suis rendu compte que, lorsque je subis un stress, je suis plus enclin à être atteint de cette sensation de brûlure. Aidez-vous en décidant vous-même si votre problème est « bon » ou « grave ».

Il existe d'innombrables antiacides pour vous soulager. Le mieux est d'en essayer plusieurs jusqu'à ce que vous en trouviez un dont le goût vous plaise et qui vous soulage complètement. Il est absolument inutile de souffrir plus que le temps nécessaire pour prendre un antiacide.

Étant donné qu'il est si facile d'obtenir un soulagement complet, la plupart des gens préfèrent supporter leur malaise plutôt que de s'abstenir d'un aliment ou d'une boisson qu'ils aiment. Chacun est son propre juge dans ces cas-là.

Vésicule biliaire

Une vésicule biliaire qui n'a pas de calculs provoque rarement des symptômes de troubles fonctionnels: indigestion, sensation de plénitude, renvois, flatulence, accompagnés ou non de douleurs. Toute douleur abdominale dans la région supérieure, généralement aiguë, avec sensibilité dans la région supérieure ou moyenne droite, est presque à coup sûr un symptôme spécifique. La douleur irradie fréquemment jusqu'à l'omoplate droite.

Les symptômes font leur apparition en général deux heures après un repas copieux et très souvent au milieu de la nuit. Les urines sont foncées et les selles, claires parce que la bile n'est pas sécrétée dans l'intestin grêle.

La plupart des chirurgiens insistent pour l'ablation d'une vésicule biliaire qui contient des calculs. Je dois dire qu'avec les progrès de la chirurgie moderne, une telle intervention est justifiée et donne d'excellents résultats. Aux personnes âgées, cependant, je conseille en général de ne recourir à la chirurgie que s'ils ne veulent pas éliminer ces symptômes en évitant de manger des aliments frits ou riches en corps gras.

Certains laboratoires de recherches expérimentent une substance qui permettrait d'éliminer les calculs biliaires mais, jusqu'à ce jour, il n'y a aucun moyen vraiment sûr à part la chirurgie.

Régime approprié à suivre

Produits laitiers — *Pas* de lait entier ou de crème. Permis: lait écrémé, babeurre maigre, lait écrémé en poudre.

Pas de fromages autres que le fromage blanc frais, en crème ou en grains, maigre, le ricotta.

Viandes et volaille — *Pas* de porc ni de produits de porc, *pas* de canard ni d'oie. Permis: viandes maigres, poulet, dinde, à condition d'enlever la peau et le gras avant de manger.

Poissons — *Pas* de poissons gras comme le maquereau, le hareng, le saumon fumé. Permis: des poissons maigres comme le bar, le loup de mer, la morue, la sole, l'aiglefin, la perche, le poisson blanc; les crustacés, frais, surgelés ou en boîte sans huile.

Légumes — Vous pouvez manger tous les légumes que vous aimez, crus, cuits, en boîte, surgelés.

Fruits — Vous pouvez manger tous les fruits que vous aimez, pelés et épépinés.

Oeufs — Seulement *un* œuf par jour si vous le tolérez, bouilli, poché, à la coque, mais pas frit. Autant de blancs d'œufs que vous voulez.

Pains, céréales — *Pas* de pain chaud, ni de biscuits, gaufres, muffins.

Desserts — *Pas* de pâtisseries, tartes, chocolat, crème glacée; *pas* de desserts préparés au beurre, à la margarine, au lait entier. Permis: desserts au lait écrémé et autres desserts faits avec des blancs d'œufs, comme le gâteau des anges, les meringues, les macarons à la vanille.

Soupe — *Pas* de soupes à la crème ni de soupes à la viande ou au poulet dont le gras n'a pas été enlevé. Permis: bouillon, potage, consommé; soupes à la viande, au poisson ou au poulet à condition d'être dégraissées; soupes aux légumes.

Graisses — Aucune matière grasse comme la crème sure ou la crème douce, l'huile à salade, les margarines végétales, le lard, la mayonnaise. Permis: un maximum de trois cuillerées à café de beurre ou de margarine, si toléré.

Assaisonnements — Permis: sel, poivre, épices, herbes, avec modération.

Sucre — Permis: gelées, sirop, miel, avec modération.

Pas de noix, de beurre d'arachides, d'olives.

Pas de sauces à la viande, à la crème, ni de sauces béchamel.

Constipation

La vie trépidante que nous menons aujourd'hui ne laisse pas suffisamment de temps à notre intestin pour accomplir ses contractions péristaltiques. En fait, il doit crier au secours pour qu'on fasse attention à lui.

Il est très important de se fixer une routine dans l'évacuation des matières fécales. Prendre son temps après le petit déjeuner. S'ils font l'effort nécessaire, la plupart des gens sont capables d'en faire un réflexe conditionné.

Les pruneaux, les jus de pruneaux, les compotes, les céréales et un bon nombre d'aliments consistants conviennent aux goûts et aux besoins de chacun. Pendant de nombreuses années, les infusions de séné et de réglisse ont été employées avec succès et sans aucun danger, au gré de chacun. Il ne faut jamais prendre un purgatif dans les cas de nausées, de vomissements ou de douleurs abdominales. Si vous ressentez un malaise, consultez votre médecin.

Les renseignements ci-dessous concernant les aliments consistants vous seront d'une aide précieuse.

Aliments consistants à haute teneur en cellulose

Ces aliments aident les mécanismes de la digestion et combattent la constipation en permettant l'évacuation des matières fécales. En principe, un régime à haute teneur en cellulose doit comprendre:

Fruits — De préférence crus (avec la peau et les pépins, lorsque possible); fruits secs, pruneaux, jus de pruneaux.

Légumes — De préférence crus ou avec un minimum de cuisson.

Salades — Beaucoup de légumes verts, laitue, carottes, céleri, concombres, tomates, épinards crus, brocoli, chou-fleur.

Céréales — Toutes les sortes de grains entiers et de son, préparés ou cuits, contiennent beaucoup de cellulose; la plupart des céréales préparées (de préférence sans sucre) ont un bonne teneur en cellulose.

Pains — Tous les pains dits entiers et les pains de son ont une haute teneur en cellulose; les pains blancs blutés sont beaucoup moins riches en cellulose.

Important — Buvez beaucoup d'eau, de 8 à 10 verres par jour, surtout aux repas, pour obtenir le maximum d'efficacité. La cellulose absorbe l'eau et ajoute donc du volume.

Même si les aliments à haute teneur en cellulose sont efficaces pour contrôler la constipation, il faut bien comprendre que la cellulose n'est que l'un des éléments constitutifs de ce que vous mangez. Il n'y a rien de magique là-dedans et ce n'est pas une panacée: la cellulose n'aide pas les gens à perdre du poids car les aliments dans lesquels on la trouve sont relativement riches en calories. C'est pourquoi les aliments à haute teneur en cellulose doivent être consommés avec modération, en observant les principes généraux suivants:

- Les compléter avec des quantités modérées de viandes, de volailles et de poissons maigres, pour avoir des protéines et autres éléments de base.
- Éviter les sucreries, les desserts riches, les gâteaux, les pâtisseries, les aliments sucrés et ceux contenant de l'amidon: en pratique, tous les aliments pauvres en cellulose et riches en calories.
- Les œufs, le lait et le fromage sont certes importants mais contiennent peu ou pas de cellulose.

Le bon sens commun doit vous guider pour choisir vos aliments à haute teneur en cellulose. Le résultat varie avec chaque personne. La logique veut qu'on ajoute des aliments à haute teneur en cellulose à son régime pour régulariser l'intestin. Il revient à chacun d'augmenter ou de diminuer ce genre d'aliments au fur et à mesure de ses besoins. N'oubliez pas de consulter votre médecin lorsque vous notez un changement dans votre routine intestinale.

Remerciements

Nous voulons ici témoigner notre reconnaissance à Jean Harris pour l'aide exceptionnelle qu'elle nous a apportée dans la recherche et la rédaction de cet ouvrage.

C'est à Nathalie Baker que nous devons l'excellente compilation des tableaux et la conception d'un grand nombre de recettes; c'est elle qui, à sa manière tranquille et lucide, a fourni un éventail de bonnes suggestions.

Suzanne van der Vreken, à la fois diététicienne débordante d'imagination et artiste raffinée, a conçu plusieurs des recettes internationales et de gourmets.

Nous désirons tout spécialement remercier Lynne Tryforos, Phylis Rogers, Grace Clayton, Lydia Eichhammer, et Jeevan Procter, pour l'aide apportée à l'élaboration des régimes, à la rédaction et à la préparation du manuscrit.

Merci également à toute l'équipe du Centre médical Scarsdale pour son aide et la patience dont elle a fait preuve au cours des enquêtes effectuées sur le régime: Barbara Strauss, Linda Francis, Maria Kenny, Ruth Aroldi, Terri Alesandro, Elizabeth Bennett, Phyllis Berger, Barbara Cavallo, Sandra Engstrom, Mary Fujimoto, Elaine Gracey, Margaret Gutierrez, Beth Hollender, Jean Luckaczyn, Dita Malter, Kathleen Monahan, Joan Mosca, Majda Remec, Frances Rose, Anita Schwartz, June Spinner, Victoria Spinner, Joan Tubel, William Twasutyn, Sharon Wallberg, et Florence Weitzner.

Et tous nos remerciements à notre brillant ami Oscar Dystel, qui a suggéré et rendu possible la rédaction de ce livre.

Cette liste ne serait pas complète si nous n'ajoutions aussi tous nos remerciements à Eleanor et Kennett Rawson pour leur excellent travail d'édition et de gestion.

TABLE DES MATIÈRES

Santé - Forme

ABC de la diététique (L'), Dr. Peeters E.G. .... GM 0041 [07]
Aventure des kilos perdus (L'), Aubry F. [mars] .... MS 1621 [N]
Bon dos, c'est facile (Un), Payri O. .... GM 0075 [06]
Calories-compteur (Le), Prévot F. .... GM 0013 [04]
150 meilleures recettes pour diabétiques, Lesourd C. GM 0034 [06]
Choisissez votre médecine, Deluchey G. & Kanter P. MS 0603 [12]
Combattre la cellulite, Yayon A. [avr.] .... MS 1617 [N]
Comment rester jeune, Drs Moatti R. & Parienti I.J. ..... GM 0022 [06]
250 recettes pour mieux vivre avec le cholestérol,
Girard S. .... GM 0038 [07]
Dico-guide de l'homéopathie (Le), Dr. Bourgarit R. ..... GM 0030 [09]
Enceinte et en forme, Labro F. .... MS 0739 [07]
Guide des examens médicaux, Dr. D. Labayle &
C. Radiguet .... MS 1612 [07]
Guide des massages bien-être, Julien N. [fév.] .... GM 0113 [N]
Guide des premiers soins, Pacout N. .... GM 0106 [04]
Guide des stations santé, Deluchey G. .... MS 0776 [09]
Livre de bord de la future maman (Le), Delahaye M.C. . MS 1604 [09]
Maigrir avec les hautes calories, Leconte M. .... MS 0584 [06]
Manger pour gagner, Dr. Haas R. .... MS 1572 [06]
Manger pour guérir, Pallardy P. .... MS 0793 [09]
Ménopause (La), Dr. Tamborini A. .... MS 0757 [07]
Mes trucs de beauté et santé, Fronty L. .... MS 0732 [06]
Oligo-éléments (Les), Dr. Moatti R. .... GM 0035 [06]
Plantes médicaments (GM des), Dr. Moatti R. &
Deluchey G. .... MS 0676 [06]
Poids idéal et bon moral, Leconte M. .... MS 1606 [07]
Pour vaincre la déprime, Dr. Schwob M. .... MS 0781 [06]
Régime F comme fibres (Le), Eyton A. .... MS 0624 [04]
Scarsdale, le régime médical infaillible,
Drs. Tarnower H. & Baker S.S. .... MS 1556 [06]
Sein dévoilé (Le), Dr. D. Gros .... MS 0602 [09]
Se soigner seul et sans risque, Dr. Ouvrier J. .... MS 1605 [06]
Soignez votre enfant par l'homéopathie
Dr. Bourgarit R. .... MS 0628 [06]
Soignez-vous à la chinoise, Dr. Grigorieff G. .... MS 0768 [07]
300 recettes culinaires pour maigrir, de Teramond B. MS 1613 [07]
300 recettes minceur, Bérard L. .... GM 0036 [07]
Yoga des yeux (Le), Darst Corbett M. .... GM 0023 [07]

Sexualité

100 questions sur le sexe le plus souvent posées par les adolescents (Les), Dr. Hermann .... MS 1618 [04]
Comment faire l'amour à un homme, Penney A. .... GM 0079 [06]
Comment faire l'amour à une femme, Morgenstern M. GM 0081 [06]
Femme et son plaisir (La), Dr. Gilbert Tordjman .... MS 1619 [09]
Guide des aphrodisiaques (Le), Julien N. [juin] .... MS 1622 [N]
Initiation sexuelle, Arnaud M. [avr.] .... FL 0023 [N]
Jardin parfumé (Le), Julien N. [mai] .... MS 1620 [N]
Magie du sexe (La), Penney A. .... MS 1607 [06]
Préservatif, mode d'emploi, Thomas J. .... MS 1614 [04]
Réussir sa vie sexuelle de femme, Dr Moigno Y. .... MS 1611 [07]
Réussir sa vie sexuelle d'homme, Dr. Moigno Y. .... MS 1610 [07]
Sexe dans l'histoire (Le), Tannahill R. .... MU 0397 [07]
Sexe de la femme (Le), Zwang G. .... MS 1609 [09]
Sexe, manuel pratique illustré (Le), Group Diagram .... GM 0017 [09]

Psychologie

Psychologie / Psychanalyse

Comprendre les femmes, Daco P. .... MS 0250 [09]
Dictionnaire des rêves, Uyttenhove L. .... GM 0046 [06]
Interprétation des rêves (L'), Daco P. .... MS 0002 [07]
Mystères de l'homme (Les), Dr. Moigno Y. .... MS 0786 [07]
Mystères de la femme (Les), Dr.Moigno Y. .... MS 0787 [07]
Prodigieuses victoires de la psychologie moderne (Les),
Daco P. .... MS 0015 [09]
Psychologie et liberté intérieure, Daco P. [avr.] .... MS 0004 [N]
30 secrets de la réussite amoureuse (Les),
Dr. Moigno Y. .... MS 0020 [07]
Triomphes de la psychanalyse (Les), Daco P. .... MS 0029 [09]
Voies étonnantes de la nouvelle psychologie (Les),
Daco P. .... MS 0003 [09]
Vos secrets intimes, Dr. Houri Ch. .... MS 0021 [09]

Psychologie et personnalité

Art d'engager la conversation et de se faire des amis,
Gabor D. .... GM 0104 [06]
Belles, intelligentes et seules, Cowan & Kinder .... MS 0780 [07]
Comment résoudre soi-même ses problèmes psychologiques,
Samuel L. .... GM 0074 [07]
Connaissez-vous par la numérologie,
Maisonblanche F. .... MS 1426 [06]
Connaissez-vous par votre écriture, Uyttenhove L. .... GM 0052 [07]
Développez votre intelligence, Azzopardi G. [mars] ..... MS 0024 [N]
Etes-vous surdoué, Fixx J. [fév.] .... MS 0031 [07]
Guide de la réussite (Le), Curcio M. .... MS 0707 [06]
Il (elle) boit, que faire?, Pacout N. [fév.] .... MS 0030 [N]
Méthode Coué (La), ... MS 0028 [07]
1000 citations pour réussir, Uyttenhove L. .... MS 0071 [07]
Parler en public, Pacout N. .... GM 0095 [07]
Qui êtes-vous? Groupe Diagram [juin] .... MS 0005 [N]
3000 mots d'amour, Uyttenhove L. .... MS 0746 [07]

Vie quotidienne

Appartement, maison, comment bien acheter, Puiboube D.	GM 0004 [09]
100 clés pour bien écrire, Gourmelin M.J.	GM 0112 [N]
150 questions à mon notaire, Reillier L.	GM 0021 [07]
125 modèles de lettres d'amour, Maury P.	GM 0090 [06]
Code Civil belge	350 FB
Comment acquérir une super-mémoire, Dr. Renaud J.	GM 0091 [07]
Correspondance (La), d'Assailly G.	MS 0311 [04]
200 modèles de lettres, Maury P.	GM 0016 [07]
Dictionnaire de votre argent (Le), Cadart N.	HC 120 FF
Dictionnaire des mots tabous, Dr. Hermann	MS 0779 [09]
Dictionnaire Marabout des trucs (Le), Fronty L.	MS 1317 [07]
Encyclopédie de poche illustrée, Groupe Diagram [juin]	MS 1335 [N]
Financer sa retraite, George Y.	MS 1323 [09]
Guide de la retraite (Le), George Y.	MS 0785 [07]
Guide des assurances personnelles, Cadart N.	HC 119 FF
Guide des copropriétaires (Le), Ritschy M.F.	MS 1327 [07]
Guide du bon conducteur (Le), Puiboube D.	MS 0789 [09]
Guide du permis de conduire (Le), Puiboube D.	MS 0788 [12]
Guide Marabout de l'héritage (Le), Le Bras F. [fév.]	MS 1324 [N]
Pour un divorce réussi, Ganancia D.	MS 0782 [07]
Prénoms, un choix pour l'avenir (Les), Mercier C. & Daco P.	MS 0369 [09]
Règles d'or de votre épargne (Les), Gérard V.	GM 0003 [07]
Règles d'or du secrétariat personnel (Les), Lange E.	GM 0005 [07]
Savoir-vivre (Le), d'Assailly G. & Baudry J.	MS 0036 [06]
Savoir-vivre aujourd'hui (Le), Pacout N.	GM 0087 [06]
300 idées légales pour payer moins d'impôts, Cadart N. [fév.]	MS 1331 [N]
Vivre la République, Guédon J.F. & Gourmelin M.J.	MS 1326 [07]
Votre congélateur au quotidien, Deluchey G.	GM 0092 [07]
Vraie vie des prénoms (La), Corinthe P.	GM 0037 [09]

Loisirs / Sports

Cinéma

100 Chefs-d'œuvre du film d'auteur, Frimbois J.P. ..... MS 1855 [13]
100 Chefs-d'œuvre du film fantastique,
Bouineau J.M. & Charlot A. .... MS 1853 [13]
100 Chefs-d'œuvre du film historique, Frimbois J.P. . MS 1851 [13]
100 Chefs-d'œuvre du film musical, Bouineau J.M. ... MS 1850 [13]
100 Chefs-d'œuvre du suspense, Charlot A. .... MS 1852 [13]
100 Chefs-d'œuvre du western,
Bouineau J.M., Charlot A., Frimbois J.P. .... MS 1854 [13]

Passe-temps

Claviers (GM des), Simonovna Y. & Vladimirovitch G. ... GM 0058 [07]
Dessin (GM du), De Prémont R.-M. .... GM 0008 [07]
Dictionnaire des mots croisés T.1, Noël L. & M. .... MS 0184 [09]
Dictionnaire des mots croisés T.2, Noël L. & M. .... MS 0185 [09]
Dictionnaire des mots croisés T.3, Noël L. & M. .... MS 0186 [09]
Guide du Caméscope, Barbin M. .... GM 0109 [07]
Guide du Compact-disc classiques 1990 .... HC 66 FF
Guide du Compact-disc variétés 1990 .... HC 66 FF
J'apprends la guitare, Biderbost M. .... GM 0072 [07]
Histoire moderne du cinéma, Ford Ch. .... MS 0775 [14]
Photographie (GM de la), Biderbost M. .... GM 0009 [07]
Sons d'Afrique, Bensignor F. .... HC 30 FF
U2 et le rock irlandais, Blanchet Ph. .... HC 30 FF

Jeux

100 Jeux et casse-tête T. 1, Berloquin P. [mai] .... MS 0132 [N]
100 Jeux Junior 3, Arcaini D. .... HC 16 FF
100 Jeux Junior 4, Arcaini D. .... HC 16 FF
100 Jeux Junior 5, Arcaini D. .... HC 16 FF
100 Jeux Junior 6, Arcaini D. [fév.] .... HC 18 FF
100 Jeux Junior 7, Arcaini D. [avr.] .... HC [N]
100 Jeux Junior 8, Arcaini D. [mai] .... HC [N]
100 Jeux pour se perfectionner au scrabble,
Berloquin P. [mai] .... MS 0134 [N]
132 jeux futés, Arcaini D. .... HC 19.50 FF
132 jeux junior 1, Arcaini D. .... HC 16 FF

132 jeux junior 2, Arcaini D.	HC	16 FF
Cherchez le coupable 1, Treat L.	HC	16 FF
Cherchez le coupable 2, Treat L.	HC	16 FF
20/20 en orthographe de 7 à 10 ans, Lefebvre S. [avr.].	HC	[N]
20/20 en orthographe de 10 à 12 ans, Lefebvre S. [avr.]	HC	[N]
20/20 en orthographe de 12 à 15 ans, Lefebvre S. [avr.]	HC	[N]
Echecs (GM des), Van Seters F.	GM 0064	[07]
Initiation au bridge, Loheac F.	GM 0080	[07]
Jeux d'intérieur (GM des), Basset-Clidière M.	GM 0093	[09]
Jeux de papier, Gourlat C.	MS 0791	[04]
Jeux de plein air (GM des), Basset-Clidière M.	GM 0094	[04]
Jeux de rien, Gourlat C.	MS 0753	[06]
1001 idées pour occuper vos enfants, Gourlat C.	MS 0692	[06]
Scrabble (GM du), Charlemagne M.	GM 0050	[07]
Tous les jeux de cartes (GM de), Gerver F.	GM 0039	[09]
20 réussites les plus passionnantes (Les), Berloquin P. [mai]	MS 0131	[N]
Vive le mercredi, Boyer D.	HC	55 FF

Sports

Equitation, initiation, Baudoux M.	GM 0089	[09]
Judo (GM du), Robert L.	GM 0025	[07]
Karaté (GM du), Habersetzer R.	GM 0049	[07]
Ski (GM du), Gaudez Y.	GM 0067	[07]
Tennis (Le), Roch D.	GM 0071	[06]

Tourisme

Découvrir la France cathare, Cauvin A.	HC	[09]
Plus belles balades en Belgique (Les), Grandvarlet J.	HC	59 FF
Plus belles balades en Ile-de-France (Les), Puiboube D.	HC	59 FF
Vacances pratiques au Maroc, Chambadal S.	MS 0983	[09]
Vacances pratiques en Egypte, Tiano O. [mars]	MS 0987	[N]
Vacances pratiques en Espagne, Berquin J.	MS 0980	[09]
Vacances pratiques en Grèce, Chambadal S. [mars]	MS 0984	[N]
Vacances pratiques en Italie, Cognard A. [mars]	MS 0982	[N]
Vacances pratiques en Tunisie, Daude E.	MS 0981	[07]
Vacances pratiques en Turquie, Daude E. [mars]	MS 0989	[N]

IMPRESSION : BUSSIÈRE S.A., SAINT-AMAND (CHER). — N° 937
D. L. AVRIL 1990/0099/112
ISBN 2-501-00064-1
Imprimé en France